中医临床必读丛书 重刊

诊家枢要

元·滑寿 编纂

贾君 郭君双 整理

濒湖脉学

明·李时珍 撰

贾君 郭君双 整理

U0288392

人民卫生出版社

·北京·

图书在版编目（CIP）数据

诊家枢要 /（元）滑寿编纂；贾君，郭君双整理.
濒湖脉学 /（明）李时珍撰；贾君，郭君双整理. —北
京：人民卫生出版社，2023.4
（中医临床必读丛书重刊）
ISBN 978-7-117-34625-2

Ⅰ.①诊… ②濒… Ⅱ.①滑… ②李… ③贾… ④郭
… Ⅲ.①脉学 — 中国 — 元代②《濒湖脉学》 Ⅳ.
① R241.1

中国国家版本馆 CIP 数据核字（2023）第 045348 号

| 人卫智网 | www.ipmph.com | 医学教育、学术、考试、健康，购书智慧智能综合服务平台 |
| 人卫官网 | www.pmph.com | 人卫官方资讯发布平台 |

中医临床必读丛书重刊
诊家枢要　濒湖脉学
Zhongyi Linchuang Bidu Congshu Chongkan
Zhenjia Shuyao　Binhu Maixue

编　　纂：元·滑　寿
撰　　者：明·李时珍
整　　理：贾　君　郭君双
出版发行：人民卫生出版社（中继线 010-59780011）
地　　址：北京市朝阳区潘家园南里 19 号
邮　　编：100021
E - mail：pmph @ pmph.com
购书热线：010-59787592　010-59787584　010-65264830
印　　刷：北京市艺辉印刷有限公司
经　　销：新华书店
开　　本：889×1194　1/32　印张：3.5　字数：54 千字
版　　次：2023 年 4 月第 1 版
印　　次：2023 年 5 月第 1 次印刷
标准书号：ISBN 978-7-117-34625-2
定　　价：20.00 元
打击盗版举报电话：**010-59787491**　**E-mail：WQ @ pmph.com**
质量问题联系电话：**010-59787234**　**E-mail：zhiliang @ pmph.com**
数字融合服务电话：**4001118166**　**E-mail：zengzhi @ pmph.com**

重刊说明

中医药学是中华民族的伟大创造，是中国古代科学的瑰宝，也是打开中华文明宝库的钥匙，为中华民族繁衍生息做出了巨大贡献，对世界文明进步产生了积极影响。中华五千年灿烂文化，"伏羲制九针""神农尝百草"，中医经典著作作为中医学的重要组成部分，是中医药文化之源、理论之基、临床之本。为了把这些宝贵的财富继承好、发展好、利用好，人民卫生出版社于2005年推出了《中医临床必读丛书》（简称《丛书》）（105种），随后于2017年推出了《中医临床必读丛书》（典藏版）（30种），丛书出版后深受读者欢迎，累计印制近900万册，成为了中医药从业人员和爱好者的必读经典。

毋庸置疑，中医古籍不仅是中医理论的基础，更是中医临床坚强的基石，提高临床疗效的捷径。每一位中医从业者，无不是从中医经典学起的。"读经典、悟原理、做临床、跟名师、成大家"是中医成才的必要路径。为了贯彻落实党的二十大报告指出的促进中医药传承创新发展和《关于推进新时代古籍工作的意见》

要求,传承中医典籍精华,同时针对后疫情时代中医药在护佑人民健康方面的重要性以及大众对于中医经典的重视,我们因时因势调整和完善中医古籍出版工作,因此,在传承《丛书》原貌的基础上,对105种图书进行了改版,推出《中医临床必读丛书重刊》(简称《重刊》)。为了便于读者阅读,本版尽量保留原版风格,并采用双色印刷,将"养生类著作"单列,对每部图书的导读和相关文字进行了更新和勘误;同时邀请张伯礼院士和王琦院士为《重刊》作序,具体特点如下:

1. **精选底本,校勘严谨** 每种古籍均由各科专家遴选精善底本,加以严谨校勘,为读者提供精准的原文。在内容上,考虑中医临床人员的学习需要,一改过去加校记、注释、语译等方式,原则上只收原文,不作校记和注释,类似古籍的白文本。对于原文中俗体字、异体字、避讳字、古今字予以径改,不作校注,旨在使读者在研习之中渐得旨趣,体悟真谛。

2. **导读要览,入门捷径** 为了便于读者学习和理解,每本书前撰写了导读,介绍作者生平、成书背景、学术特点,重点介绍该书的主要内容、学习方法和临证思维方法,以及对临床的指导意义,对书的内容提要钩玄,方便读者抓住重点,提升学习和临证效果。

3. **名家整理,打造精品** 《丛书》整理者如余瀛鳌、钱超尘、郑金生、田代华、郭君双、苏礼等大部分专家都参加了我社20世纪80年代中医古籍整理工作，他们拥有珍贵而翔实的版本资料，具备较高的中医古籍文献整理水平与丰富的临床经验，是我国现当代中医古籍文献整理的杰出代表，加之《丛书》在读者心目中的品牌形象和认可度，相信《重刊》一定能够历久弥新，长盛不衰，为新时代我国中医药事业的传承创新发展做出更大的贡献。

主要分类和具体书目如下：

 经典著作

《黄帝内经素问》　　《金匮要略》

《灵枢经》　　　　　《温病条辨》

《伤寒论》　　　　　《温热经纬》

 诊断类著作

《脉经》　　　　　　《濒湖脉学》

《诊家枢要》

 通用著作

《中藏经》　　　　　《三因极一病证方论》

《伤寒总病论》　　　《素问病机气宜保命集》

《素问玄机原病式》　《内外伤辨惑论》

《儒门事亲》　　　　《石室秘录》

《脾胃论》　　　　　《医学源流论》

《兰室秘藏》　　　　《血证论》

《格致余论》　　　　《名医类案》

《丹溪心法》　　　　《兰台轨范》

《景岳全书》　　　　《杂病源流犀烛》

《医贯》　　　　　　《古今医案按》

《理虚元鉴》　　　　《笔花医镜》

《明医杂著》　　　　《类证治裁》

《万病回春》　　　　《医林改错》

《慎柔五书》　　　　《医学衷中参西录》

《内经知要》　　　　《丁甘仁医案》

《医宗金鉴》

④ 各科著作

(1) 内科

《金匮钩玄》　　　　《张氏医通》

《秘传证治要诀及类方》《张聿青医案》

《医宗必读》　　　　《临证指南医案》

《医学心悟》　　　　《症因脉治》

《证治汇补》　　　　《医学入门》

《医门法律》　　　　《先醒斋医学广笔记》

《温疫论》　　　　　《串雅内外编》

《温热论》　　　　　《医醇賸义》

《湿热论》　　　　　《时病论》

（2）外科

《外科精义》　　　　《外科证治全生集》

《外科发挥》　　　　《疡科心得集》

《外科正宗》

（3）妇科

《经效产宝》　　　　《傅青主女科》

《女科辑要》　　　　《竹林寺女科秘传》

《妇人大全良方》　　《济阴纲目》

《女科经纶》

（4）儿科

《小儿药证直诀》　　《幼科发挥》

《活幼心书》　　　　《幼幼集成》

（5）眼科

《秘传眼科龙木论》　《眼科金镜》

《审视瑶函》　　　　《目经大成》

《银海精微》

（6）耳鼻喉科

《重楼玉钥》　　　　《喉科秘诀》

《口齿类要》

(7) 针灸科

《针灸甲乙经》　　　　《针灸大成》

《针灸资生经》　　　　《针灸聚英》

《针经摘英集》

(8) 骨伤科

《永类钤方》　　　　《世医得效方》

《仙授理伤续断秘方》　《伤科汇纂》

《正体类要》　　　　《厘正按摩要术》

◆⑤　养生类著作

《寿亲养老新书》　　《老老恒言》

《遵生八笺》

◆⑥　方药类著作

《太平惠民和剂局方》　《得配本草》

《医方考》　　　　　《成方切用》

《本草原始》　　　　《时方妙用》

《医方集解》　　　　《验方新编》

《本草备要》

人民卫生出版社

2023 年 2 月

序　一

　　党的二十大报告提出，把马克思主义与中华优秀传统文化相结合。中医药学是中国古代科学的瑰宝，也是打开中华文明宝库的钥匙。当前，中医药发展迎来了天时、地利、人和的大好时机。特别是近十年来，党中央、国务院密集出台了一系列方针政策，大力推动中医药传承创新发展，其重视程度之高、涉及领域之广、支持力度之大，都是前所未有的。"识势者智，驭势者赢"，中医药人要乘势而为，紧紧把握住历史的机遇，承担起时代的责任，增强文化自信，勇攀医学高峰，推动中医药传承创新发展。而其中人才培养是当务之急，不可等闲视之。

　　作为中医药人才成长的必要路径，中医经典著作的重要性毋庸置疑。历代名医先贤，无不熟谙经典，并通过临床实践续先贤之学，创立弘扬新说；发皇古义，融会新知，提高临床诊治水平，推动中医药学术学科进步，造福于黎庶。孙思邈指出："凡欲为大医，必须谙《素问》《甲乙》《黄帝针经》……"李东垣发《黄帝内经》胃气学说之端绪，提出"内伤脾胃，百病由生"的观点,一部《脾胃论》成为内外伤病证辨证之圭臬。经典者,路志正国医大师认为:原为"举一纲而万目张,解一卷而众篇明"之作,经典之所以奉为经典,一是经过长时间的临床实践检验,具有明确的临床指导作用和理论价值;二是后代医家在学术流变中,不断诠释、完善并丰富了其内涵与外延,使其与时俱进,丰富和发展了理论。

如何研习经典,南宋大儒朱熹有经验可以借鉴:为学之道,莫先于穷理;穷理之要,必在于读书;读书之法,莫贵于循序而致精;而致精之本,则又在于居敬而持志。读朱子治学之典,他的《观书有感》诗歌可为证:"半亩方塘一鉴开,天光云影共徘徊。问渠那得清如许?为有源头活水来。"可诠释读书三态:一是研读经典关键是要穷究其理,理在书中,文字易懂但究理需结合临床实践去理解、去觉悟;更要在实践中去应用,逐步达到融汇贯通,圆机活法,亦源头活水之谓也。二是研读经典当持之以恒,循序渐进,读到豁然以明的时候,才能体会到脑洞明澄,如清澈见底的一塘活水,辨病识证,仿佛天光云影,尽映眼前的境界。三是研读经典者还需有扶疾治病、济世救人之大医精诚的精神;更重要的是,读经典还需怀着敬畏之心去研读赏析,信之用之日久方可发扬之;有糟粕可弃用,但须慎之。

在这次新型冠状病毒感染疫情的防治中,疫病相关的中医经典发挥了重要作用,2020年疫情初期我们通过流调和分析,明确了新型冠状病毒感染是以湿毒内蕴为核心病机、兼夹发病为临床特点的认识,有力指导了对疫情的防治。中医药早期介入,全程参与,有效控制转重率,对重症患者采取中西医结合救治,降低了病死率,提高了治愈率。所筛选出的"三药三方"也是出自古代经典。在中医药整建制接管的江夏方舱医院中,更是交出了564名患者零转重、零复阳,医护零感染的出色答卷。中西医结合、中西药并用成为中国抗疫方案的亮点,是中医药守正创新的一次生动实践,也为世界抗疫贡献了东方智慧,受到世界卫生组织(WHO)专家组的高度评价。

经典中蕴藏着丰富的原创思路,给人以启迪。青蒿素的发明即是深入研习古典医籍受到启迪并取得成果的例证。进入新时代,国家药品监督管理部门所制定的按古代经典名方目录管理的中药复方制剂,基于人用经验的中药复方制剂新药研发等相关政策和指导原则,也助推许多中医药科研人员开始从古典医籍中寻找灵感与思路,研发新方新药。不仅如此,还有学者从古籍中梳理中医流派的传承与教育脉络,以传统的人才培养方法与模式为现代中医药教育提供新的借鉴……可见中医药古籍中的内容对当代中医药科研、临床与教育均具有指导作用，应该受到重视与研习。

我们欣慰地看到，人民卫生出版社在 20 世纪 50 年代便开始了中医古籍整理出版工作，先后经过了影印、白文版、古籍校点等阶段，经过近 70 年的积淀，为中医药教材、专著建设做了大量基础性工作；并通过古籍整理，培养了一大批中医古籍整理名家和专业人才，形成了"品牌权威、名家云集""版本精良、校勘精准""读者认可、历久弥新"等鲜明特点，赢得了广大读者和行业内人士的普遍认可和高度评价。2005 年，为落实国家中医药管理局设立的培育名医的研修项目，精选了 105 种中医经典古籍分为三批刊行，出版以来，重印近千万册，广受读者欢迎和喜爱。"读经典、做临床、育悟性、成明医"在中医药行业内蔚然成风，可以说这套丛书为中医临床人才培养发挥了重要作用。此次人民卫生出版社在《中医临床必读丛书》的基础上进行重刊，是践行中共中央办公厅、国务院办公厅《关于推进新时代古籍工作的意见》和全国中医药人才工作会议精神，以实际行动加强中医古籍出版工作，注重古籍资源转化利用，促进中医药传承创新发展的重要举措。

经典之书，常读常新，以文载道，以文化人。中医经典与中华文化血脉相通，是中医的根基和灵魂。"欲穷千里目，更上一层楼"，经典就是学术进步的阶梯。希望广大中医药工作者乃至青年学生，都要增强文化自觉和文化自信，传承经典，用好经典，发扬经典。

有感于斯，是为序。

中国工程院院士　　国医大师

天津中医药大学　　名誉校长　　张伯礼

中国中医科学院　　名誉院长

2023 年 3 月于天津静海团泊湖畔

序 二

中医药典籍浩如烟海,自先秦两汉以来的四大经典《黄帝内经》《难经》《神农本草经》《伤寒杂病论》,到隋唐时期的著名医著《诸病源候论》《备急千金要方》,宋代的《经史证类备急本草》《圣济总录》,金元时期四大医家刘完素、张从正、李东垣和朱丹溪的著作《素问玄机原病式》《儒门事亲》《脾胃论》《丹溪心法》等,到明清之际的《本草纲目》《医门法律》等,中医古籍是我国中医药知识赖以保存、记录、交流和传播的根基和载体,是中华民族认识疾病、诊疗疾病的经验总结,是中医药宝库的精华。

中华人民共和国成立以来,在中医药、中西医结合临床和理论研究中所取得的成果,与中医古籍研究有着密不可分的关系。例如中西医结合治疗急腹症,是从《金匮要略》大黄牡丹汤治疗肠痈等文献中得到启示;小夹板固定治疗骨折的思路,也是根据《仙授理伤续断秘方》等医籍治疗骨折强调动静结合的论述所取得的;活血化瘀方药治疗冠心病、脑血管意外和闭塞性脉管炎等疾病的疗效,是借鉴《医林改错》

等古代有关文献而加以提高的；尤其是举世瞩目的抗疟新药青蒿素，是基于《肘后备急方》治疟单方研制而成的。

党的二十大报告提出，深入实施科教兴国战略、人才强国战略。人才是全面建设社会主义现代化国家的重要支撑。培养人才，教育要先行，具体到中医药人才的培养方面，在院校教育和师承教育取得成就的基础上，我还提出了书院教育的模式，得到了国家中医药管理局和各界学者的高度认可。王琦书院拥有115位两院院士、国医大师的强大师资阵容，学员有岐黄学者、全国名中医和来自海外的中医药优秀人才代表。希望能够在中医药人才培养模式和路径方面进行探索、创新。

那么，对于个人来讲，我们怎样才能利用好这些古籍，来提升自己的临床水平？我以为应始于约，近于博，博而通，归于约。中医古籍博大精深，绝非只学个别经典即能窥其门径，须长期钻研体悟和实践，精于勤思明辨、临床辨证，善于总结经验教训，才能求得食而化，博而通，通则返约，始能提高疗效。今由人民卫生出版社对《中医临床必读丛书》(105种)进行重刊，我认为是件非常有意义的事，《重刊》校勘严谨，每本书都配有导读要览，同时均为名家整理，堪称精品,是在继承的基础上进行的创新,这无疑对提高临床疗效、推动中医药事业的继承与发展具有积极的促进作用,因此,我们也会将《重刊》列为书院教学尤其是临床型专家成长的必读书目。

韶光易逝,岁月如流,但是中医人探索求知的欲望是亘古不变的。我相信,《重刊》必将对新时代中医药人才培养和中医学术发展起到很好的推动作用。为此欣慰之至,乐为之序。

中国工程院院士　国医大师　王琦

2023 年 3 月于北京

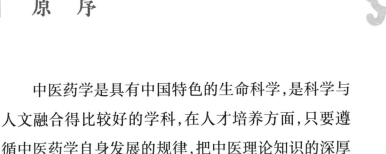

原　序

　　中医药学是具有中国特色的生命科学,是科学与人文融合得比较好的学科,在人才培养方面,只要遵循中医药学自身发展的规律,把中医理论知识的深厚积淀与临床经验的活用有机地结合起来,就能培养出优秀的中医临床人才。

　　百余年西学东渐,再加上当今市场经济价值取向的影响,使得一些中医师诊治疾病常以西药打头阵,中药作陪衬,不论病情是否需要,一概是中药加西药。更有甚者不切脉、不辨证,凡遇炎症均以解毒消炎处理,如此失去了中医理论对诊疗实践的指导,则不可能培养出合格的中医临床人才。对此,中医学界许多有识之士颇感忧虑而痛心疾首。中医中药人才的培养,从国家社会的需求出发,应该在多种模式、多个层面展开。当务之急是创造良好的育人环境。要倡导求真求异、学术民主的学风。国家中医药管理局设立了培育名医的研修项目,第一是参师襄诊,拜名师并制订好读书计划,因人因材施教,务求实效。论其共性,则需重视"悟性"的提高,医理与易理相通,重视易经相关理论的学习；还有文献学、逻辑学、生命科学原理与生物信息学等知识的学习运用。"悟性"主要体现在联系临床，提高思辨能力，破解疑难病例，获取疗效。再者是熟读一本临证案头书，研修项目精选的书目可以任选，作为读经典医籍研修晋级保底的基本功。第二是诊疗环境，我建议城市与乡村、医院与诊所、病房与门诊可以兼顾，总以多临证、多研讨为主。若参师三五位以上，年诊千例以上，必有上乘学问。第三是求真务实，"读经典做临床"关键在"做"字上苦下功夫，敢于置疑而后验证、诠释，进而创新，诠证创新自然寓于继承之中。

中医治学当溯本求源，古为今用，继承是基础，创新是归宿，认真继承中医经典理论与临床诊疗经验，做到中医不能丢，进而才是中医现代化的实施。厚积薄发、厚今薄古为治学常理。所谓勤求古训、融会新知，即是运用科学的临床思维方法，将理论与实践紧密联系，以显著的疗效，诠释、求证前贤的理论，于继承之中求创新发展，从理论层面阐发古人前贤之未备，以推进中医学科的进步。

综观古往今来贤哲名医，均是熟谙经典、勤于临证、发皇古义、创立新说者。通常所言的"学术思想"应是高层次的成就，是锲而不舍长期坚持"读经典做临床"，并且，在取得若干鲜活的诊疗经验基础上，应是学术闪光点凝聚提炼出的精华。笔者以弘扬中医学学科的学术思想为己任，绝不敢言自己有什么学术思想，因为学术思想一定要具备创新思维与创新成果，当然是在以继承为基础上的创新；学术思想必有理论内涵指导临床实践，能提高防治水平；再者，学术思想不应是一病一证一法一方的诊治经验与心得体会。如金元大家刘完素著有《素问病机气宜保命集》，自述"法之与术，悉出《内经》之玄机"，于刻苦钻研运气学说之后，倡"六气皆从火化"，阐发火热症证脉治，创立脏腑六气病机、玄府气液理论。其学术思想至今仍能指导温热、瘟疫的防治。严重急性呼吸综合征(SARS)流行时，运用玄府气液理论分析证候病机，确立治则治法，遣药组方获取疗效，应对突发公共卫生事件，造福群众。毋庸置疑，刘完素是"读经典做临床"的楷模，而学习历史，凡成中医大家名师者基本如此，即使当今名医具有卓越学术思想者，亦无例外。因为经典医籍所提供的科学原理至今仍是维护健康、防治疾病的准则，至今仍葆其青春，因此"读经典做临床"具有重要的现实意义。

值得指出，培养临床中坚骨干人才，造就学科领军人物是当务之急。在需要强化"读经典做临床"的同时，以唯物主义史观学习易理易道易图，与文、史、哲、逻辑学交叉渗透融合，提高"悟性"，指导诊疗工作。面对新世纪，东学西渐是另一股潮流，国外学者研究老聃、孔丘、朱熹、沈括之学，以应对技术高速发展与理论相对滞后的矛盾日趋突出的现状。譬如老聃是中国宇宙论的开拓者，惠施则注重宇宙中一般事物的观察。他解释宇宙为总包一切之"大一"与极微无内之"小一"构成，大而无外小而无内，大一寓有小一，小一中又涵有大一，两者相兼容而为用。如此见解不仅对中医学术研究具有指导作用，对宏观生物学与分子生物学的连接，纳入到系统复杂科学的领域至关重要。近日有学者撰文讨论自我感受的主观症状对医学的贡献和医师参照的意义；有学者从分子水平寻求直接调节整体功能的物质，而突破靶细胞的发病机制；有医生运用助阳化气、通利小便的方药同时改善胃肠症状，治疗幽门螺杆菌引起的胃炎；还有医生使用中成药治疗老年良性前列腺增生，运用非线性方法，优化观察指标，不把增生前列腺的直径作为唯一的"金"指标，用综合量表评价疗效而获得认许，这就是中医的思维，要坚定地走中国人自己的路。

　　人民卫生出版社为了落实国家中医药管理局设立的培育名医的研修项目，先从研修项目中精选20

种古典医籍予以出版,余下 50 余种陆续刊行,为我们学习提供了便利条件,只要我们"博学之,审问之,慎思之,明辨之,笃行之",就会学有所得、学有所长、学有所进、学有所成。治经典之学要落脚临床,实实在在去"做",切忌坐而论道,应端正学风,尊重参师,教学相长,使自己成为中医界骨干人才。名医不是自封的,需要同行认可,而社会认可更为重要。让我们互相勉励,为中国中医名医战略实施取得实效多做有益的工作。

王永炎

2005 年 7 月 5 日

总目录

中医临床必读丛书 重刊

诊家枢要

元·滑寿 编纂

贾君
君 郭君双 整理

人民卫生出版社
·北京·

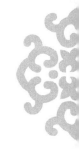

导　读

　　元末医家滑寿编撰《诊家枢要》一书,在中医诊断学发展史上占有重要的地位,曾对后世医家产生过深远的影响。滑氏认真总结了《黄帝内经》、张仲景辨脉法、《难经》《脉经》流传以来的精华,对脉法研究透彻精当,条理清晰,文字短小明白,是明代医家喜闻乐见的脉学读物。如王纶、皇甫中、薛己、汪机、张介宾等医家,在他们的著作中曾以各种方式对《诊家枢要》的内容予以引述,以彰明自己赞同滑寿脉法的观点。

　　脉学是中医学的认知难点,凭借医者三指,以了解患者阴阳表里寒热虚实、气血津液、五脏六腑等方面的状况,除应具有坚实的中医理论基础外,还需积累丰富的临床切脉经验,才可能掌握这门技术。滑寿撰著的《诊家枢要》一书,则是习医者掌握脉学枢机,打开脉学奥秘的钥匙,可视为中医诊断学教研活动中的经典文献。

一、《诊家枢要》与作者

滑寿（1304—1386）字伯仁，晚年号撄宁生。先世居河南襄城，后徙江苏仪征、浙江余姚。少时性警敏好学，能诗。从名医王居中学习医学典籍，后师从高洞阳学习针灸。行医三四十年，主要医事活动在江浙之间，其名声与朱丹溪并齐（见《明史·滑寿传》）。

滑寿是一位生活于元末明初的著名医家，在中医学诸多方面有着突出的贡献。他的《读素问抄》是研究《黄帝内经》重要注本；编集的《十四经发挥》是首次以十四正经命名的专著，在世界针灸史上有重要的影响。由他整理的《难经本义》结合《素问》《灵枢》仲景、叔和之论，释注有据，探渊达流，是研究《难经》的重要注本，其中一难至十六难、十八难有关脉诊内容是《诊家枢要》学术思想的相互延伸。

据《诊家枢要》题识所示，于1359年《诊家枢要》撰写完成，自序写于1364年。该书1卷，19篇。可分为：①脉法基础（枢要玄言、左右手配脏腑部位、五脏平脉、四时平脉、《内经》三部脉法、呼吸沉浮定五脏法、因指下轻重以定五脏法、三部所主）；持脉手法（浮、沉、迟、数、滑、涩六脉提纲，举、按、寻持脉之要，察脉上下、来去、至止六字之别，脉贵有神）；②临证脉类(脉阴阳类成 30 种脉、兼见脉类、诸脉宜忌类、验诸死证类、死绝脉类、五脏动止脉、妇人脉法、小儿脉法);③脉以象统会(脉象统会 16 种、脉象歌等)。

《诊家枢要》由于篇幅短小,而今所见刊本主要是明代医家专著的附刻本。这种现象说明滑氏脉学在明代产生过深远的影响,证明《诊家枢要》是一部珍贵的、临证实用的脉学专著,故将其保存下来。

二、主要学术特点及对临床的指导意义

中医脉诊学建立在《黄帝内经》《难经》、仲景辨脉法、叔和《脉经》的基础理论上,经过后世医家大量临床实践,不断完善与印证而逐步形成。滑氏对脉学的贡献,在于为诊脉规范化研究提供了可能,对小儿脉法的论述,丰富了自宋以来儿科脉诊的内容。

1. 提倡持脉之要"举、按、寻"

医者诊察脉之搏动,是如何掌握指力的轻重与移挪呢? 滑氏提出"持脉之要有三: 曰举,曰按,曰寻。轻手循之曰举,重手取之曰按,不轻不重,委屈求之曰寻",作用在于"初持脉轻手候之……心肺之应也;重手得之……肝肾之应也;不轻不重,中而取之……应脾胃之候也"。他立论的依据来源于《难经》第四难

"心肺俱浮""肝肾俱沉""脾者中州,其脉在中",以阴阳之法相类原理,说明举按寻的脉理。张介宾《景岳全书》卷六脉神章下"滑氏脉义"则选取"持脉之要,举、按、寻"的相关原文,以表明自己对脉法的认识趋向。明代名医辈出,医著层出,特别是脉学著作,仅李濒湖《脉诀考证》引用脉学著作就达26种之多,当然,脉法也就因人而异。如何规范诊脉的方法,以便学医者学习掌握且又得要领,滑寿《诊家枢要》持脉法成为最好的范本。如现代《中医诊断学》讲解"诊脉方法"包括:时间、平臂、布指、举按寻、五十动五个方面,即将滑寿《诊家枢要》这段文字选入,成为该学科的经典论述。

2. 丰富了儿科脉法的内容

通常3岁以下采用指纹望诊,3岁以上用一指三关的切脉法。然而,自《黄帝内经》或有《颅囟经》以来,又加之仲景《伤寒论》、叔和《脉经》对儿科内容均有所亡佚,唐宋间也曾有指纹望诊的盛行,但其脉法仍显现缺失的状态。儿科鼻祖之作《小儿药证直诀》脉法仅有脉乱、弦急、沉缓、促急、沉细五种脉象记录。滑寿《诊家枢要》"小儿脉法"明确了浮数、虚濡、紧实、紧弦、弦急、牢实、沉细、大小不匀等复合脉象及主病。同时,又注意对儿科积聚、疳劳、宿食等常见疾病脉象的涉及。如"或小或缓,或沉或短,皆为宿食不消""浮,为风;伏结,为物聚;单细,为疳劳"。这些记录,为儿科诊断学的研究提供了依据,为儿科临床诊断提供了脉象参考。

三、如何学好并应用《诊家枢要》

了解《诊家枢要》以下的特点,有利于学习掌握它。

1.《诊家枢要》是一部脉学专著,对于我们提高对脉理的认识有重要的帮助。因为滑氏学宗《黄帝内经》《难经》《脉经》,故其脉理纯正,是脉学专著中的精品,学习时应精读。

2. 脉象可多变,然相近者可统会。在熟记16种脉象(浮沉、迟数、虚实、微洪、弦缓、滑涩、长短、大小)的前提下,再将12种变化汇入记忆,如浮甚为散、沉甚为伏、数甚为疾、弦甚为紧、缓止为结等,可举一反三,灵活掌握脉象变化。

3. 脉法规矩。在诊察细微之中,注意原文对提纲关键词的议论解释,如浮沉迟数滑涩六脉、举按寻三法、表里虚实四字,以及30种病脉的释名等。概念明确,才能明辨是非。

此外,可系统阅读几部脉学著作进行比较,运用所学过的中医基础理论,结合现代临床诊断新方法,继承发扬医学典籍中的精华,相信大家会在中医脉学上取得成就。

贾　君　郭君双

2007 年 3 月

整理说明

元末医家滑寿撰著《诊家枢要》一书,在中医诊断学发展史上占有重要的地位。该书成书于1364年,但由于篇幅短小,当时刊刻较少,直到明代中叶印刷业发达,随之医家个人医籍的整理研究大量出现,此书以单刻、合刻、附录、附刻等形式才得以广为流传。

1502年,明代著名医家王纶编撰《明医杂著》6卷问世。其中卷三由薛己注、卜兼三校,收入了"附滑伯仁先生诊家枢要"。此本重点摘引《诊家枢要》一书中"(枢要玄言)""左右手配脏腑部位""五脏平脉""四时平脉""呼吸沉浮定五脏法""因指下轻重以定五法""三部所主""持脉"八方面的论述。在1549年薛己将此本收入《薛氏医案》十六种、二十四种中,使《诊家枢要》以附录、节选形式流传开来。

1579年,明代医家皇甫中撰著、王肯堂订补、邵从皋参校《明医指掌》10卷出版。卷末附刻《诊家枢要》1卷。内容包括:"枢要玄言""左右手配脏腑部位""五脏平脉""四时平脉""内经三部脉法""呼吸沉浮定五脏法""因指下轻重以定五脏法""三部所主""持脉手法""脉阴阳类成""兼见脉类""诸脉宜忌类""验诸死证类""死绝脉类""五脏动止脉""脉象歌""妇人脉法""小儿脉法""脉象统会"，计19个篇题，文后附有"至正己亥(1359)首夏二日许昌滑寿伯仁志"题识，及"至正甲辰(1364)端月许昌滑寿识"自序。这种刊本，还有明天启二年汪复初《明医指掌药性赋药性解合刻》本。其珍贵价值在于，《诊家枢要》终以内容完整的附刻形式向世人展示了滑寿原著的历史风貌。

《诊家枢要》单行本，有明弘治十七年(1504)古绛韩重刻本、清光绪二十四年(1898)周学海本及中华人民共和国成立后多种影印本。这种版本的《诊家枢要》，后世又有所辑录，如1744年，刘奂编集《卫生纂要》稿本收录、1876年余显廷编撰《脉理存真》慎德堂本收入。

上述版本，通过考察分析，基本可分为两个系统：一是足本，一是节录本。明刻《明医指掌》附刻本、清光绪扫叶山房本、《明医指掌药性赋药性解合刻》本、《明医指掌》清嘉庆本皆是属于足本系统。而《明医杂著》本、《薛氏医案》(明医杂著)本、清刻本、周学海本及后世汇刻本，皆为节录本系统。

此外，1529年由滑寿著、明人丁瓒补正的《素问补抄》附刻《诊家枢要》的温州刻本尚未见，有待考察。

本次整理选定明刻《明医指掌》附刻《诊家枢要》本为底本（简称明本）；对校本：《明医指掌》清嘉庆本、清光绪扫叶山房本、《薛氏医案》（明医杂著）本（简称薛本）、清刻本等；他校本：《素问》《脉经》《景岳全书》等。

在保留底本原貌的原则下，仅对文中的问题作如下处理：

1. 将原繁体字改为规范的简化字。

2. 底本系明刻，版面有部分文字漫漶残缺，今据《明医指掌》清嘉庆本、清光绪扫叶山房本、薛本补齐。如左右手配脏腑部位篇：据嘉庆本、扫叶山房本补入"左尺，肾""右关，脾、胃"7字；五脏平脉篇："弦而长脾脉缓"6字据嘉庆本、扫叶山房本补入。

3. 异文的处理以符合医理为原则。如"持脉手法"中持脉之要，底本有"若浮中沉之不见""三部皆然"二句，而《景岳全书》本无，从医理、文理考虑，故保留。

撄宁生自序

天下之事，统之有宗，会之有元，言简而尽，事核而当，斯为至矣。天下之道，散于百家，流于方技。方技之流，莫大于医。医之要，莫先于脉。浮沉之不同，迟数之异类，曰阴曰阳，曰表曰里，抑亦以对待而为名象焉，有名象斯有统会矣。高阳生之七表、八里、九道，盖凿凿也。求脉之明，为脉之晦，识者无取焉。或者曰：脉之道大矣，古之人言亦伙矣，犹惧弗及，而欲以此统会该之，不既太简乎？呜呼！脉之理而名象著焉，统会禺焉。观其统会，以知其典礼，君子之能事也。由是而推之，则溯流穷源，因此识彼，诸家之全，亦无遗珠之憾矣。

至正甲辰端月许昌滑寿识

目录

诊家枢要

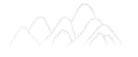

许昌伯仁滑　寿编纂

枢要玄言

脉者气血之先也,气血盛则脉盛,气血衰则脉衰,气血热则脉数,气血寒则脉迟,气血微则脉弱,气血平则脉治。又长人脉长,短人脉短,性急人脉急,性缓人脉缓。左大顺男,右大顺女。男子尺脉常弱,女子尺脉常盛。此皆其常也,反之者逆。其五脏四时之不同,阴阳变见之或异,吉凶死生于是乎著矣。《枢》《素》诸家彰彰明备,撴其切近精实者,为《诊家枢要》。

左右手配脏腑部位

左手寸口,心、小肠脉所出;左关,肝、胆脉所出;左尺,肾、膀胱脉所出。

右手寸口,肺、大肠脉所出;右关,脾、胃脉所出;右尺,命门、心包络、三焦脉所出。

五脏平脉

心脉浮大而散,肺脉浮涩而短,肝脉弦而长,脾脉缓而大,肾脉沉而软滑。

心合血脉,心脉循血脉而行。持脉指法,如六菽之重,按至血脉而得者为浮;稍稍加力,脉道粗者为大;又稍加力,脉道阔软者为散。

肺合皮毛,肺脉循皮毛而行。持脉指法,如三菽之重,按至皮毛而得者为浮;稍稍加力,脉道不利为涩;又稍加力,不及本位曰短。

肝合筋,肝脉循筋而行。持脉指法,如十二菽之重,按至筋而脉道如筝弦相似为弦;次稍加力,脉道迢迢者为长。

脾合肌肉,脾脉循肌肉而行。持脉指法,如九菽之重,按至肌肉如微风轻飐柳梢之状为缓;次稍加力,脉道敦实者为大。

肾合骨,肾脉循骨而行。持脉指法,按至骨上而得者为沉;次重而按之,脉道无力为濡;举指来疾流利者为滑。

凡此五脏平脉,要须察之,久久成熟,一遇病脉,自然可晓。经曰:先识经脉,而后识病脉。此之谓也。

四时平脉

春弦,夏洪,秋毛,冬石,长夏四季脉迟缓。

《内经》三部脉法

《脉要精微论》云:尺内两旁,则季胁也两旁,谓内外侧也。尺外以候肾,尺里以候腹中。○附上附上,如越人所定关中也。左外以候肝,内以候膈。右外以候胃,内以候脾。○上附上上附上,如越人所定寸口。右外以候肺,内以候胸中。左外以候心,内以候膻中膻中,在胸中两乳间。前以候前,后以候后。上竟上者,胸喉中事也。下竟下者,小腹腰股胫足中事也。

呼吸沉浮定五脏法

呼出心与肺,吸入肾与肝。呼吸之间,脾受谷味,其脉在中。心肺俱浮,浮而大散者心,浮而短涩者肺。肾肝俱沉,牢而长者肝,濡而来实者肾。脾为中州,其脉在中。

因指下轻重以定五脏法

即前所谓三菽五菽之重也。

三部所主九候附

寸为阳,为上部,主头项以下至心胸之分也;关为阴阳之中,为中部,主脐腹胠胁之分也;尺为阴,为下部,主腰足胫股之分也。凡此三部之中,每部各有浮、

19

中、沉三候,三而三之,为九候也。浮主皮肤,候表及腑;中主肌肉,以候胃气;沉主筋骨,候里及脏也。

持脉手法

凡诊脉之道,先须调平自己气息,男左女右,先以中指定得关位,却齐下前后二指,初轻按以消息之,次中按以消息之,再重按以消息之,然后自寸关至尺,逐部寻究。一呼一吸之间,要以脉行四至为率,闰以太息,脉五至,是平脉也。其有太过不及,则为病脉,看在何部,各以其部断之。

凡诊脉须要先识时脉、胃脉与腑脏平脉,然后及于病脉。时脉谓:春三月,六部中俱带弦;夏三月,俱带洪;秋三月,俱带浮;冬三月,俱带沉。胃脉,谓:中按得之,脉和缓。腑脏平脉已见前章。凡人腑脏脉既平,胃脉和,又应时脉,乃无病者也。反此为病。

诊脉之际,人臂长则疏下指,臂短则密下指。三部之内,大小、浮沉、迟数同等;尺寸、阴阳、高下相符;男女、左右、强弱相应;四时之脉不相戾,命曰平人。其或一部之内,独大独小,偏迟偏疾,左右强弱之相反,四时男女之相背,皆病脉也。

凡病之脉,见在上曰上病,见在下曰下病,左曰左病,右曰右病。左脉不和,为病在表,为阳,主四肢;右脉不和,为病在里,为阴,主腹脏,以次推之。

凡取脉之道,理各不同,脉之形状,又各非一。凡脉之来,必不单至,必曰浮而弦、浮而数、沉而紧、沉而细之类,将何以别之? 大抵提纲之要,不出浮、沉、迟、数、滑、涩之六脉也。浮沉之脉,轻手、重手而取之也。迟数之脉,以己之呼吸而取之也。滑涩之脉,则察夫往来之形也。浮为阳,轻手而得之也,而芤、洪、散、大、长、濡、弦,皆轻手而得之之类也;沉为阴,重手而得之也,而伏、石、短、细、牢、实,皆重手而得之之类也。迟者一息脉二至,而缓、结、微、弱皆迟之类也。或曰滑类乎数,涩类乎迟,何也? 然脉虽似而理则殊也。彼迟数之脉,以呼吸察其至数之疏数,此滑涩之脉,则以往来察其形状也。数为热,迟为寒,滑为血多气少,涩为气多血少。

所谓提纲,不出乎六字者,盖以其足以统夫表里、阴阳、冷热、虚实、风寒、燥湿、脏腑、气血也。浮为阳、为表;诊为风、为虚;沉为阴、为里,诊为湿、为实;迟为在脏,为寒、为冷;数为在腑,为热、为燥;滑为血有余,涩为气独滞也。人一身之变,不越乎此。能于是六脉之中以求之,则疢疾在人者,莫能逃焉。

持脉之要有三:曰举,曰按,曰寻。轻手循之曰举,重手取之曰按,不轻不重,委曲求之曰寻。初持脉轻手候之,脉见皮肤之间者,阳也,腑也,亦心肺之应也;重手得之,脉附于肉下者,阴也,脏也,亦肝肾之应也;不轻不重,中而取之,其脉应于血肉之间者,阴阳相适,冲和之应脾胃之候也。若浮中沉之不见,则委曲而求之。若隐若见,则阴阳伏匿之脉也。三部皆然。

察脉须识上、下、来、去、至、止六字,不明此六字,阴阳虚实不别也。上者为阳,来者为阳,至者为阳;下者为阴,去者为阴,止者为阴也。上者,自尺部上于寸口,阳生于阴也;下者,自寸口下于尺部,阴生于阳也;来者,自骨肉之分而出于皮肤之际,气之升也;去者,自皮肤之际而还于骨肉之分,气之降也;应曰至,息曰止也。

明脉须辨表、里、虚、实四字。表,阳也,腑也。凡六淫之邪,袭于经络,而未入于胃腑及脏者,皆属于表也。里,阴也,脏也。凡七情之气郁于心腹之内,不能越散,饮食五味之伤,留于腑脏之间,不能通泄,皆属于里也。虚者,元气之自虚,精神耗散,气力衰竭也。实者,邪气之实,由正气之本虚,邪得而乘之,非元气之自实也。故虚者补其正气,实者泻其邪气,经文所谓邪气盛则实,精气夺则虚,此大法也。

凡脉之至,在筋肉之上,出于皮肤之间者,阳也,腑也；行于肌肉之下者，阴也，脏也。若短小而见于皮肤之间，阴乘阳也；洪大而见于肌肉之下，阳乘阴也。寸尺皆然。

脉贵有神

东垣云：不病之脉，不求其神，而神无不在也。有病之脉，则当求其神之有无。谓如六数七极，热也，脉中<small>此中字</small>浮中沉之中有力<small>言有胃气即有神矣</small>，为泄其热；三迟二败，寒也，脉中有力<small>说并如上即有神矣</small>，为去其寒。若数极迟败中，不复有力，为无神也，将何所恃邪？苟不知此，而遽泄之、去之，神将何以依而主耶？故经曰：脉者气血之先也，气血者人之神也。善夫。

脉阴阳类成

浮，不沉也。按之不足，轻举有余，满指浮上，曰浮，为风虚运动之候。为胀，为风，为痞，为满不食，为表热，为喘。浮大伤风鼻塞，浮滑疾为宿食，浮滑为饮。左寸浮，主伤风发热，头疼目眩及风痰；浮而虚迟，心气不足，心神不安；浮散，心气耗，虚烦；浮而洪数，心经热。关浮，腹胀；浮而数，风热入肝经；浮而促，怒气伤肝，心胸逆满。尺浮，膀胱风热，小便赤涩；浮而芤，男子小便血，妇人崩带；浮而迟，冷疝脐下痛。

23

右寸浮，肺感风寒，咳喘清涕，自汗体倦；浮而洪，肺热而欬；浮而迟，肺寒喘嗽；关浮，脾虚，中满不食；浮大而涩，为宿食；浮而迟，脾胃虚。尺浮，风邪客下焦，大便秘；浮而虚，元气不足；浮而数，下焦风热，大便秘。

沉，不浮也。轻手不见，重手乃得，为阴逆阳郁之候。为实，为寒，为气，为水，为停饮，为癥瘕，为胁胀，为厥逆，为洞泄。沉细为少气，沉迟为痼冷，沉滑为宿食，沉伏为霍乱。沉而数内热，沉而迟内寒，沉而弦心腹冷痛。左寸沉，心内寒邪为痛，胸中寒饮胁疼。关沉，伏寒在经，两胁刺痛；沉弦，痃癖内痛。尺沉，肾脏感寒，腰背冷痛，小便浊而频，男为精冷，女为血结；沉而细，胫酸阴痒，溺有余沥。右寸沉，肺冷，寒痰停蓄，虚喘少气；沉而紧滑，咳嗽；沉细而滑，骨蒸寒热，皮毛焦干。关沉，胃中寒积，中满吞酸；沉紧，悬饮。尺沉，病水，腰脚疼；沉细，下利，又为小便滑，脐下冷痛。

迟，不及也。以至数言之，呼吸之间，脉仅三至，减于平脉一至也，为阴盛阳亏之候。为寒，为不足。浮而迟，表有寒；沉而迟，里有寒。居寸，为气不足；居尺，为血不足。气寒则缩，血寒则凝也。左寸迟，心上寒，精神多惨。关迟，筋寒急，手足冷，胁下痛。尺迟，肾虚便浊，女人不月。右寸迟，肺感寒，冷痰气短。关迟，中焦寒，及脾胃伤冷物不食；沉迟，为积。尺迟，为脏寒泄泻，小腹冷痛，腰脚重。

数，太过也。一息六至，过平脉两至也。为烦满，上为头疼上热，中为脾热口臭，胃烦呕逆。左为肝热目赤，右下为小便黄赤，大便秘涩。浮数表有热，沉数里有热也。

虚，不实也。散大而软，举按豁然，不能自固，气血俱虚之故也。为伤暑，为虚烦多汗，为恍惚多惊，为小儿惊风。

实，不虚也。按举不绝，迢迢而长，动而有力，不疾不迟，为三焦气满之候。为呕，为痛，为气塞，为气聚，为食积，为利，为伏阳在内。左寸实，心中积热，口舌疮，咽疼痛；实大，头面热风烦躁，体痛面赤。关实，腹胁痛满；实而浮大，肝盛，目暗赤痛。尺实，小便涩，小腹痛；实而滑，茎痛淋沥，溺赤；实而大，膀胱热，小便难；实而紧，腰痛。右寸实，胸中热，痰嗽烦满；实而浮，肺热，咽燥痛，喘嗽气壅。关实，伏阳蒸内，脾虚食少，胃气滞；实而浮，脾热，消中善饥，口干劳倦。尺实，脐下痛，便难，或时下利。

洪，大而实也。举按有余，来至大而去且长，腾上满指，为经络太热、血气燔灼之候。为表里皆热，为烦，为咽干，为大小便不通。左寸洪，心经积热，眼赤，口疮，头痛，内烦。关洪，肝热及身痛，四肢浮热。尺洪,膀胱热,小便赤涩。右寸洪,肺热毛焦,唾粘咽干;洪而紧,喘急。关洪,胃热反胃呕吐,口干;洪而紧为胀。尺洪,腹满,大便难,或下血。

微,不显也。依稀轻细,若有若无,为气血俱虚之候。为虚弱,为泄,为虚汗,为崩漏败血不止,为少气。浮而微者阳不足,必身体恶寒;沉而微者阴不足,主脏寒下利。左寸微,心虚,忧惕,荣血不足。关微,胸满气乏,四肢恶寒拘急。尺微,败血不止,男子伤精尿血,女人漏下崩中。右寸微,上焦寒痞,冷痰不化,中寒少气。关微,胃寒气胀,食不化,脾虚噫气,心腹冷痛。尺微,脏寒泄泻,脐下冷痛。

弦,按之不移,举之应手,端直如弓弦。为血气收敛,为阳中伏阴,或经络间为寒所滞,为痛,为疟,为拘急,为寒热,为血虚盗汗,为寒凝气结,为冷痹,为疝,为饮,为劳倦。弦数为劳疟,双弦胁急痛,弦长为积。左寸弦,头疼心惕,劳伤盗汗乏力。关弦,胁肋痛,痃癖;弦紧,为疝瘕,为瘀血;弦小,寒癖。尺弦,少腹痛;弦滑,腰脚痛。右寸弦,肺受风寒,咳嗽,胸中有寒痰。关弦,脾胃伤冷,宿食不化,心腹冷痛;又为饮。尺弦,脐下急痛不安,下焦停水。

缓,不紧也。往来纡缓,呼吸徐徐,以气血向衰,故脉体为之徐缓尔。为风,为虚,为痹,为弱,为疼,在上为项强，在下为脚弱。浮缓，为风；沉缓，血气弱。左寸缓，心气不足，怔忡多忘，亦主项背急痛。关缓，风虚眩晕，腹胁气结。尺缓，肾虚冷，小便数，女人月事多。右寸缓，肺气浮，言语短气；关缓，胃弱气虚；浮缓，脾气虚弱；不沉不浮，从容和缓，乃脾家之本脉也。尺缓，下寒脚弱，风气秘滞；浮缓，肠风泄泻；沉缓，小腹感冷。伤寒脉大为病进，脉缓为邪退。

　　滑，不涩也。往来流利，如盘走珠，不进不退，为血实气壅之候，盖血不胜于气也。为呕吐，为痰逆，为宿食；滑而断绝不匀者，为经闭。上为吐逆，下为气结。滑数为结热。左寸滑，心热；滑而实大，心惊舌强。关滑，肝热，头目为患。尺滑，小便淋涩，尿赤，茎中痛。右寸滑，痰饮呕逆；滑而实，肺热，毛发焦，膈壅，咽干，痰嗽，目昏，涕唾粘。关滑，脾热，口臭，及宿食不化，吐逆；滑实，胃热。尺滑，因相火炎而引饮多，脐冷腹鸣或时下利，妇人主血实气壅，月事不通；若和滑，为孕。

　　涩，不滑也。虚细而迟，往来极难，三五不调，如雨沾沙，如轻刀刮竹然，为气多血少之候。为少血，为无汗，为血痹痛，为伤精；女人有孕为胎痛，无孕为败血病。左寸涩，心神虚耗不安，及冷气心痛。关涩，肝虚血散，肋胀胁满，身痛。尺涩，男子伤精及疝，女人月事虚败；若有孕，主胎漏不安。右寸涩，荣卫不和，上焦冷痞：气短、臂痛。关涩，脾弱不食，胃冷而呕。尺涩，大便闭，津液不足，小腹寒，足胫逆冷。经云：滑者伤热，涩者中雾露。

长，不短也。指下有余，而过于本位，气血皆有余也。为阳毒内蕴，三焦烦郁，为壮热。

短，不长也。两头无，中间有，不及本位，气不足以前导其血也。为阴中伏阳，为三焦气壅，为宿食不消。

大，不小也。浮取之若浮而洪，沉取之大而无力，为之虚气不能相入也。经曰：大为病进。

小，不大也。浮沉取之，悉皆损小。在阳为阳不足，在阴为阴不足。前大后小，则头疼目眩；前小后大，则胸满短气。

紧，有力而不缓也。其来劲急，按之长，举之若牵绳转索之状。为邪风激搏，伏于荣卫之间，为痛，为寒。浮紧为伤寒身痛，沉紧为腹中有寒，为风痫。左寸紧，头热目痛，项强；紧而沉，心中气逆冷痛。关紧，心腹满痛，胁痛筋急；紧而盛，伤寒浑身痛；紧而实，疝癖。尺紧，腰脚脐下痛，小便难。右寸紧，鼻塞膈壅；紧而沉滑，肺实咳嗽。关紧，脾腹痛吐逆；紧盛，腹胀伤食。尺紧，下焦筑痛。

弱，不盛也。极沉细而软，怏怏不前，按之欲绝未绝，举之即无。由精气不足，故脉萎弱而不振也。为元气亏耗，为萎弱不前，为痼冷，为关热，为泄精，为虚汗。老得之顺，壮得之逆。左寸弱，阳虚，心悸自汗。关弱，筋痿无力，妇人主产后客风面肿。尺弱，小便数，肾虚耳聋，骨肉酸痛。右寸弱，身冷多寒，胸中短气。关弱，脾胃虚，食不化。尺弱，下焦冷痛，大便滑泄不禁。

动，其状如大豆，厥厥摇动，寻之有，举之无。不往不来，不离其处，多于关部见之。动，为痛，为惊，为虚劳体痛，为崩脱，为泄利。阳动则汗出，阴动则发热。

伏，不见也。轻手取之，绝不可见，重取之，附着于骨。为阴阳潜伏、关格闭塞之症。为积聚，为瘕疝，为食不消，为霍乱，为水气，为荣卫气闭而厥逆。关前得之为阳伏，关后得之为阴伏。左寸伏，心气不足，神不守常，沉忧郁抑。关伏，血冷，腰脚痛及胁下有寒气。尺伏，肾寒精虚，疝瘕寒痛。右寸伏，胸中气滞，寒痰冷积。关伏，中脘积块作痛，及脾胃停滞。尺伏，脐下冷痛，下焦虚寒，腹中痼冷。

促，阳脉之极也。脉来数，时一止复来者，曰促。阳独盛而阴不能相和也。或怒气逆上，亦令脉促。促为气痛,为狂闷,为瘀血发斑。又为气,为血,为饮,为食,为痰。盖先以气热脉数,而五者或一有留滞乎其间,则因之而为促,非恶脉也。虽然,加即死,退则生,亦可畏哉。

结,阴脉之极也。脉来缓,时一止复来者,曰结。阴独盛而阳不能相入也。为癥结,为七情所郁。浮结为寒邪滞经,沉结为积气在内。又为气,为血,为饮,为痰。盖先以气寒脉缓,而五者或一有留滞于其间,则因而为结。故张长沙谓结促皆病脉。

芤,浮大而软。寻之中空傍实,傍有中无,诊在浮举重按之间,为失血之候。大抵气有余,血不足,血不能统气,故虚而大,若芤之状也。左寸芤,主心血妄行,为吐,为衄。关芤,主胁间血气动,或腹中瘀血,亦为吐血目暗。尺芤,小便血,女人月事为病。右寸芤,胸中积血,为衄,为呕。关芤,肠痈,瘀血,及呕血不食。尺芤,大便血。又云,前大后细脱血也,非芤而何?

革,沉伏实大按之如鼓曰革。革,易常度也。妇人则半产漏下,男子则亡血失精。又为中风感湿之诊。

濡,无力也。虚软无力,应手散细,如绵絮之浮水中,轻手乍来,重手即去,为气血两虚之候。为少血,为无血,为疲损,为自汗,为下冷,为痹。左寸濡,心虚,易惊盗汗,短气。关濡,荣卫不和,精神离散,体虚少力。尺濡,男为伤精,女为脱血,小便数,自汗多。右寸濡,关热憎寒,气乏体虚。关濡,脾弱物不化,胃虚饮食不进。尺濡,下元冷惫,肠虚泄泻。

牢,坚牢也。沉而有力,动而不移。为里实表虚,胸中气促,为劳伤痿极。大抵其脉近乎无胃气者,故诸家皆以为危殆之脉云。亦主骨间疼痛,气居于表。

疾,盛也。快于数而疾,呼吸之间脉七至,热极之脉也。在阳犹可,在阴为逆。

细,微眇也。指下寻之,来往微细如线。盖血冷气虚,不足以充故也。为元气不足,乏力无精,内外俱冷,痿弱洞泄,为忧劳过度,为伤湿,为积,为痛在内在下。

代,更代也。动而中止,不能自还,因而复动,由是复止,寻之良久,乃复强起为代。主形容羸瘦,口不能言。若不因病而人羸瘦,其脉代止,是一脏无气,他脏代之,真危亡之兆也。若因病而气血骤损,以致元气卒不相续,或风家痛家,脉见止代,只为病脉。故伤寒家亦有心悸而脉代者,腹心痛亦有结涩止代不匀者。盖久痛之脉不可准也。又妊娠亦有脉代者,此必二月余之胎也。

散，不聚也。有阳无阴，按之满指，散而不聚，来去不明，漫无根底，为气血耗散，腑脏气绝。在病脉，主虚阳不敛。又主心气不足，大抵非佳兆也。

兼见脉类

浮缓风痹，浮大伤风，浮紧伤寒。弦数疟，紧涩寒痹。数主热，迟涩胃冷。滑数结热，浮数虚热，长滑胃热。洪大在右尺，三焦热；滑，血热；微，血崩；弦紧，癥痛；沉弦，癖痛；弦急，癖气疝痛；紧而驶，刺痛；弦紧，胁痛；滑细，呕吐；紧而实，里痛。紧细在关，虫痛。寸口紧促，喘逆；紧滑，吐逆。寸数，吐；关滑，呕吐；沉濡，停饮；滑细，宿食；弦实，积；短滑，酒食病，胃寒谷不消；促结，积聚。肝脉弦紧，筋挛；浮泛，中满；伏不往来，卒中，坚疾癫病；洪疾，狂病，二便秘；沉伏，霍乱。尺浮大或洪亦然。尺数，小便赤涩。诸脉弦尺涩，虚劳。脉尺寸俱微，男子五劳，妇人绝产。脉寸尺紧数，中毒；脉紧盛，伤寒；虚滑，伤暑；弦细芤迟亦然。浮缓，伤风；脉洪，病热；沉缓，中湿；洪紧，痛疽；洪疾，癫疾；沉石，水蓄；急弦，支饮。伤于阳则脉浮，伤于阴则脉沉。人迎紧盛伤于寒，气口紧盛伤于食。脉前大后细，脱血也。喜则气缓脉散，怒则气上脉激，悲则气消脉缩，恐则气下脉沉，思则气结脉短,忧则气沉脉涩,惊则气乱脉动。微小气血虚,大则气血盛。浮洪外病,沉弦内病。长则气治,短则气病,数则心烦,大则病进。上盛则气高,下盛则气胀。代则气衰,细则气少。脉实病在内,脉虚病在外。尺中沉细下焦寒,小便数,疝痛下迫痢;沉迟,腹脏寒痛;微弱,中寒少气。洪大紧急,病在外,若头痛,发痈疽;细小而紧急,病在中,寒疝瘕聚痛。浮大,伤风鼻塞。诸浮、诸紧、诸沉、诸弦、诸迟、诸涩,若在寸口,膈以上病;在关中,胃以下病;在寸内,脐以下病。凡尺脉上不至关为阴绝,寸脉下不至关为阳绝。阴阳相绝,人何以依? 以上诸脉,各随寸关尺及脏腑部分以言病之所在也。

诸脉宜忌类

伤寒热病,宜洪大,忌沉细;咳嗽,宜浮濡,忌沉伏;腹胀,宜浮大,忌虚小;下痢,宜微小,忌大浮洪;狂疾,宜实大,忌沉细;霍乱,宜浮洪,忌微迟;消渴,宜数大,忌虚小;水气,宜浮大,忌沉细;鼻衄,宜沉细,忌浮大弦长;头痛,宜浮滑,忌短涩;中风,宜迟浮,忌急实大数;喘急,宜浮滑,忌涩脉;唾血,宜沉弱,忌实大;上气浮肿,宜沉滑,忌微细。中恶,宜紧细,忌浮大;金疮,宜微细,忌紧数;中毒,宜洪大,忌细微。妇人带下，宜迟滑，忌浮虚；妇人已产，脉宜小实，忌虚浮。又云：宜沉细缓滑微小，忌实大弦急牢紧。肠澼下脓血，宜浮小流连，忌数疾。及大发热，吐血衄血，宜沉小弱，忌实大。坠堕内伤，宜紧弦，忌小弱。头痛，宜浮滑，忌短涩。风痹痿厥，宜虚濡，忌紧急疾。温病发热甚，忌反小。下痢身热，忌数。腹中有积，忌虚弱。病热脉静，泄而脉大，脱血而脉实，病在中脉虚，病在外脉涩，皆所忌也。又云：腹痛宜细小迟，忌坚大疾。

验诸死证类

温病攘攘大热，脉细小者死。头目痛，卒视无所见者死。温病汗不出，出不至足死。病疟久，腰脊强急瘛疭者，不可治。热病已得汗，脉安静者生，脉躁者危；及大热不去者亦危。嗽脱形，发热，脉坚急者死，皮肉着骨者死。热病七八日当汗反不得汗，脉绝者死。形瘦脉大，胸中多气者死。真脏脉见者死。黑色起于耳目鼻渐入口者死。张口如鱼出气不反者死，循衣摸床者死；妄语错乱及不语者死。热病不在此例。尸臭不可近者死；面无光，牙龈黑者死；发直如麻，遗尿不知者死；舌卷卵缩者死；面肿色苍黑者死。五脏内绝，神气不守，其声嘶者死；目直视者死；汗出身体不凉,加喘泻者死。

死绝脉类

　　弹石脉在筋肉间,举按劈劈然。鱼翔脉在皮肤,其本不动而末强摇,如鱼之在水中,身首帖然而尾独悠扬之状。弹石、鱼翔,皆肾绝也。雀啄脉在筋肉间如雀之啄食,连连凑指三五啄忽然顿绝,良久复来。屋漏脉在筋肉间,如残溜之下,良久一滴溅起无力。雀啄、屋漏,皆脾胃衰绝之脉。解索脉,如解乱绳之状,指下散散,无复次第。虾游脉在皮肤,始则冉冉不动,少焉瞥然而去,久之倏尔复来。釜沸脉在皮肉,有出无入,涌涌如羹之上肥。皆死脉也。

五脏动止脉

　　凡人脉五十动不止者,五脏皆有气。四十动一止者,一脏无气,四岁死。三十动一止者,二脏无气,三岁死。二十动一止者,三脏无气,二岁死。十动一止者,四脏无气,岁中死。病脉不在此例,平人以此推之。

妇人脉法

　　妇人女子,尺脉常盛,而右手大,皆其常也。若肾脉微涩,或左手关后尺内脉浮,或肝脉沉而急,或尺脉滑而断绝不匀者,皆经闭不调之候也。妇人脉,三部浮沉正等,无他病而不月者,妊也。又尺数而旺者亦然。又左手尺脉洪大者为男,右手尺脉沉实为女。又经云:阴搏阳别,谓之有子。尺内阴脉搏手,则其中别有阳脉也。阴阳相搏,故能有子也。

凡女人天癸未行之时属少阴,既行属厥阴,已绝属太阴。胎产之病从厥阴。凡妇人室女病伤寒,及诸寒热气滞,须问经事若何。凡产后,须问恶露有无多少。

小儿脉法

小儿三岁已前,看虎口三关纹色:紫热,红伤寒;青惊风,白疳病;惟黄色隐隐,或淡红隐隐,为常候也。至见黑色,则危矣。其他纹色,在风关为轻,气关渐重,命关不治。及三岁已上,乃以一指按三关寸关尺之三关,常以六七至为率,添则为热,减则为寒。若脉浮数,为乳痫风热或五脏壅;虚濡,为惊风;紧实,为风痫;紧弦,为腹痛;弦急,为气不和;牢实,为便秘;沉细,为冷;大小不匀,为崇脉;或小或缓,或沉或短,皆为宿食不消。脉乱身热,汗出不食,食即吐,为变蒸也。浮,为风;伏结,为物聚;单细,为疳劳。小儿但见憎寒壮热,即须问曾发斑疹否,此大法也。

脉象统会

浮沉以举按轻重言，浮甚为散，沉甚为伏。

迟数以息至多少言，数甚为疾，数止为促。

虚实微洪以亏盈言，虚以统芤濡，实以该牢革。

弦缓滑涩以体性言，弦甚为紧，缓止为结，结甚为代，滑以统动。

长短以部位之过不及言。

大小以形状言。

脉象歌

洪大芤虚脉，弦紧实牢革，微小缓弱濡，
咸以类相索。浮沉轻重求，迟数息至别，
涩滑论难易，长短部位切。动伏缘躁静，
结促由止歇，疾细羸不足，代散乃羸劣。
内外并上下，皮肉及筋骨，或以体象征，
或以至数属。多之血气盈，少则荣卫缩，
至哉阴阳蕴，爰以赞化育。学人能了知，
照如秉宵独。

前之枢要及统会，二者脉病之详，与会通之义矣。
合复二韵语者，盖欲其后先相绍，详略相因，学之者易晓也。

诸脉亦统之有宗欤！盖以相为对待者，以见曰阴曰阳，为表为里，不必断断然七表八里九道，如昔人云云也。观《素问》仲景书中论脉处，尤可见取象之义。今之为脉者，能以是观之，思过半矣。于乎脉之道大矣，而欲以是该之，不几于举一而百欤？！殊不知至微者理也，至著者象也，体用一源，显微无间，得其理，则象可得而推矣。是脉也，求之于阴阳对待统系之间，则启源而达流，因此而识彼，无遗策矣。

至正己亥首夏二日许昌滑寿伯仁志

中医临床必读丛书 重刊

明·李时珍 撰

贾君 郭君双 整理

人民卫生出版社
·北京·

濒湖脉学

导　读

　　明代李时珍编撰的《濒湖脉学》是我国中医脉学一部重要专著,为中医诊断学及脉学的发展起到了重要的推动作用,至今仍是备受中医工作者喜爱的入门读物。

一、《濒湖脉学》与作者

　　该书 1 卷,较为全面地论述了 27 种脉象的脉体形态、相类脉的鉴别、主病,卷末以"四言举要",把 27 种脉象歌诀化。本书由于文字简明短小,通俗易懂,易学易记的特点,成为脉学传播的主流。

　　李时珍(1518—1593),字东璧,号濒湖。湖北蕲州人,出身世医家庭,精悉《黄帝内经》《难经》《伤寒论》《脉经》等医学经典,又广涉诸贤名家,晓通文字音韵,至万历年间刊刻时,历经 30 余年,完成 52 卷的巨著《本草纲目》。其父,李言闻,字子郁,号月池。曾著有《四诊发明》8 卷。删补的《四言举要》,书题"宋南康紫虚隐君崔嘉彦希范著,明蕲州月池子李言闻子郁删补"。据考崔嘉彦,字希范,号紫虚,南宋著名医家,倡浮、沉、迟、数四脉为纲。他的三传弟子张道中著有《西原脉诀》,充分反映了崔氏的脉学思想。李言闻的《四言举要》就是在此基础上删补更名而成,并收入《濒湖脉学》中。在嘉靖甲子年(1564)李时珍完成《奇经八脉考》《脉诀考证》《濒湖脉学》三书的著述。在隆庆壬申年(1572)曾有民间坊刻本问世(包括三种:《奇经八脉考》《濒湖脉学》《脉诀附方》,而无《脉诀考证》)是其证据之一。万历年以来《本草纲目》金陵本、湖北本、江西本等刻本的大量印行,推进了附录本《濒湖脉学》的流传,该书很快成为后世习医者必读之书。

二、主要学术特点及对临床的指导意义

祖国医学给我们留下了珍贵遗产,尤其是它所保留的几千年来医家与疾病作斗争的经验,以书籍或师徒相传为知识载体,流传至今,让我们有所遵循,并能结合现代先进的检测设备,使临床疾病的正确诊断率提高。《濒湖脉学》刊刻至今约 500 年,对脉学研究的严谨治学态度及理论水平,得到医学界认可,直到中华人民共和国成立后中医学院试用教材《中医诊

断学讲义》(附录收有此书 27 种脉全文)的出现,《濒湖脉学》始终是广大读者喜爱的中医读本。

1.《濒湖脉学》是对脉学研究的一次集结

自西晋王叔和《脉经》流传以来,后世出现不同的脉学流派,如高阳生《脉诀》诸家注解、蔡西山《脉经》、崔紫虚《脉诀》、王适斋《脉诀》、张扩《太素脉诀》等,造成医学界对《脉诀》认识上的诸多混淆,元末明初医家戴启宗著有《脉诀刊误》,纠正了部分错误认识,而李时珍著《濒湖脉学》,针对传世《脉诀》等书中 27 脉进行质疑或修正,考证严谨,引用脉学专著达 26 种之多。

每一种脉象以经典为先导,体现了出典有据。又将相关文献的引文,按"体状诗""相类诗""主病诗"三方面予以分列,使深奥的脉象理论分出认知层次,以便学习掌握。文中注文有作者的是非判断,不能下结论的则分析病脉的机理。如:"滑脉"指出《脉诀》云:按之即伏,三关如珠,不进不退。是不分浮滑、沉滑、尺寸之滑也,今正之",滑脉的病机是"阴气有余,故脉来流利如水。脉者,血之府也,血盛则脉滑,故肾脉宜之"。体状相类诗曰:"滑脉如珠替替然,往来流利却还前。莫将滑数为同类,数脉惟看至数间。"区别点:"滑则如珠,数则六至。"

2.《濒湖脉学》推进了脉学的普及

中医四诊是理论走向临证的桥梁，是医者面对患者体态、声音、体质，病状、脏腑经络、气血津液等方面进行的诊查过程，而脉象又为医生提供四诊合参正确判断的依据，以确定体质、病位、病机。《濒湖脉学》具有文字简明易学的特点，是习医者提高诊断能力的良好途径，为脉学的普及提供了可能。自明季以来，随着《本草纲目》附刻本的大量出版，《濒湖脉学》的实用价值被广大医家所接受；清至民国间，在北京、上海、无锡、江阴、扬州等地均可见到各种木刻、石印本《濒湖脉学》。中华人民共和国成立后，在国家重视中医教育的方针指导下，中医院校建立，为培养高级中医药人才的需要，北京中医药大学组织专家编写了《濒湖脉学白话解》，使脉学知识得以进一步普及和推广。

3.《濒湖脉学》易学易会，贴近临床

该书对脉体及相关脉的鉴别、主病的认识，有形象比喻的描述及简要的病机说明，便于习医者体会揣摩，加强记忆。如弦脉：体状"弦脉迢迢端直长"，相类脉"弦来端直似丝弦，紧则如绳左右弹。紧言其力弦言象，牢脉弦长沉伏间"，主病"弦应东方肝胆经，饮痰寒热疟缠身……寸弦头痛膈多痰，寒热癥瘕察左

关。关右胃寒心腹痛,尺中阴疝脚拘挛"。这种论述方式涵盖的内容广泛,易得要领,也促进了现代中医诊断学研究的深化,如河南中医学院(现为河南中医药大学)的老师们,将27种脉象,结合现代生理学思维模式,进行实验数据分析,找出影响脉搏的规律,对《濒湖脉学》进行新释。这些实验研究对于中医脉象客观数据的取得是非常有益的尝试,它无疑是在前人认识基础上的深化发展,也是东西方医学交汇的必然结果。

三、如何学好与应用此书

脉学是中医理论走向临床的基础,本书易学易会,贴近临床,所以最好配合中医基础理论、中医诊断学、诊断学基础、伤寒论、金匮要略等课程的学习后,认真熟记文中脉体的形象描述,反复实践,加深认识。临证时,注意指下对脉的体会,密切结合四诊八纲的运用,不可单凭脉象便下结论。学习中应注意:

1. 记忆27种脉的主要论述,特别是体状诗,是确定某种脉象的依据。

2. 记忆主病,可有助于诊察有关疾病的脏腑气血虚实状况,便于作出正确的诊断。

3. 注意小字注文的学习,有利于对全文的理解,同时,小字对脉象的出现有病因机制方面的解释,有助于提高对中医脉理的认识水平。

4. 有条件者,可结合阅读李时珍的《脉诀考证》,理解当时医家对脉学研究的状况,对于顺利阅读本书有帮助。

《濒湖脉学》是一部流传广泛的脉学专著,注释方式多样,版本来源复杂,学习时应注意它们之间的差异,选择精校精注本,并与临床实际紧密结合,认真体会脉象,方能掌握切脉的奥秘。

贾　君　郭君双

2007 年 3 月

整理说明

　　李时珍编撰的《濒湖脉学》是我国中医脉学一部重要专著，成书于 1564 年。该书是李时珍广泛吸收《素问》《难经》、张仲景《伤寒论》及王叔和《脉经》等传统名著的精华，并收集当时有建树医家的议论，结合自己的体会编撰而成。

　　该书版本系统：①《本草纲目》附录本系统：《全国中医图书联合目录》所示有 21 种，早期有明万历三十一年张鼎思（1603）湖北本。其他常见有清味古斋张绍棠《本草纲目》附刻本、四库本、1957 年人民卫生出版社影印本等。②合刻本系统：即《濒湖脉学》《脉诀考证》《奇经八脉考》三种合刻本。有 31 种，以明万历三十一年（1603）张鼎思刻本百瞻楼藏版为最早，其他如清张氏味古斋本、1956 年人民卫生出版社铅印本等。③单行本系统，有 11 种，以咸丰年间双梧书室抄本为最早。

　　另外，尚有一种《奇经八脉考》《脉诀附方》《脉学》三书合刻本（下称明刻本），有"隆庆壬申年"落款和手写体的吴哲序，无张鼎思序，文字清晰错误少，能纠正后世误传的词句。从字迹、行款及序看,此版本当早于《本草纲目》附刻本及有张鼎思序的三种合刻本,为该书的流传提供了重要依据。

本次整理以明刻本为底本。对校本:清味古斋《本草纲目》附刻本、多种清刻《本草纲目》附刻本、三种合刻本、四库抄本等。参校本:《素问》《难经》《脉经》《诊家枢要》《四诊心法》等书。

对该书的文字处理如下:

1. 改繁体字为国家规定的简化字。

2. 对误讹字,据校本改。如:何→相;瞥→澉等。

3. 由于该书版本多,异文亦多。处理方法:保留底本原貌,有两个以上校本证据且合医理者则改,否则保留。

(1)如:"阴虚泄痢可愁如","愁如"二字味古斋本作"踌躇",与洪脉医理难合,底本义胜,故保留。

(2)如"芤"脉体状诗:底本、四库本并作"按之旁有中央空",味古斋本作"边虚须知内已空"。该脉相类诗:四库本及底本作"血亡芤革血虚虚",味古斋本作"芤为失血革血虚",底本义胜。

(3)如"短"脉,底本及合刻本、四库本均无"短脉两头无,中间有,不及本位,乃气不足以前导其血也"22字注文,疑后世掺入,故从底本不予收录。

4. 在不影响文义的情况下，仍保留底本古字。如夬同"软"，駃同"快"等。

该书流传很广，版本不一。由于我们目力所及，水平有限，多有疏漏，敬请批评指正。

　　李时珍曰：宋有俗子，杜撰《脉诀》，鄙陋纰缪，医学习诵，以为权舆；逮臻颁白，脉理竟昧。戴同父常刊其误。先考月池翁著《四诊发明》八卷，皆精诣奥室，浅学未能窥造。珍因撮粹撷华，僭撰此书，以便习读，为脉指南。世之医病两家，咸以脉为首务，不知脉乃四诊之末，谓之巧者尔。上士欲会其全，非备四诊不可。

明嘉靖甲子上元日谨书于濒湖薖所

题《奇经八脉考》

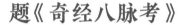

奇经八脉闻之旧矣,而不解其奥,今读濒湖李君《八脉考》,原委精详,经络贯彻,顿觉蒙开塞决,胸次豁然。诚仙医二家入室指南也。然匪易牙亦未易味之,李君博极群书,参讨今古,九流百氏,咸有撰述。此特其一脔尔,因僭述其概而题之。

隆庆壬申中秋日道南吴哲拜题

目录

濒湖脉学

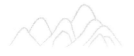

蕲人濒湖李时珍

浮阳

浮脉,举之有余,按之不足《脉经》。如微风吹鸟背上毛,厌厌聂聂轻泛貌,如循榆荚《素问》。如水漂木崔氏。如捻葱叶黎氏。

浮脉法天,有轻清在上之象。在卦为乾,在时为秋。在人为肺,又谓之毛。太过则中坚旁虚,如循鸡羽,病在外也。不及则气来毛微,病在中也。

《脉诀》言,寻之如太过,乃浮兼洪紧之象,非浮脉也。

〔体状诗〕 浮脉惟从肉上行,如循榆荚似毛轻。三秋得令知无恙,久病逢之却可惊。

〔相类诗〕 浮如木在水中浮,浮大中空乃是芤。拍拍而浮是洪脉,来时虽盛去悠悠。

浮脉轻平似捻葱,虚来迟大豁然空。浮而柔细方为濡,散似杨花无定踪。

浮而有力为洪,浮而迟大为虚。虚甚为散,浮而无力为芤,浮而柔细为濡。

〔主病诗〕 浮脉为阳表病居,迟风数热紧寒拘。浮而有力多风热,无力而浮是血虚。

寸浮头痛眩生风，或有风痰聚在胸。关上土衰兼木旺，尺中溲便不流通。

浮脉主表，有力表实，无力表虚。浮迟中风，浮数风热，浮紧风寒，浮缓风湿。浮虚伤暑，浮芤失血，浮洪虚热，浮散劳极。

沉阴

沉脉，重手按至筋骨乃得《脉经》。如绵裹砂，内刚外柔杨氏。如石投水，必极其底。

沉脉法地，有渊泉在下之象。在卦为坎，在时为冬。在人为肾，又谓之石，亦曰营。太过则如弹石，按之益坚，病在外也；不及则气来虚微，去如数者，病在中也。《脉诀》言，缓度三关，状如烂绵者非也。沉有缓数及各部之沉，烂绵乃弱脉，非沉也。

〔体状诗〕 水行润下脉来沉，筋骨之间耎滑匀。女子寸兮男子尺，四时如此号为平。

〔相类诗〕 沉帮筋骨自调匀，伏则推筋着骨寻。沉细如绵真弱脉，弦长实大是牢形。沉行筋间，伏行骨上，牢大有力，弱细无力。

〔主病诗〕 沉潜水蓄阴经病，数热迟寒滑有痰。无力而沉虚与气，沉而有力积并寒。

寸沉痰郁水停胸，关主中寒痛不通。尺部浊遗并泄痢,肾虚腰及下元痌。

沉脉主里,有力里实,无力里虚。沉则为气,又主水蓄。沉迟痼冷,沉数内热,沉滑痰食,沉涩气郁,沉弱寒热,沉缓寒湿,沉紧冷痛,沉牢冷积。

迟 阴

迟脉,一息三至,去来极慢《脉经》。

迟为阳不胜阴,故脉来不及。《脉诀》言,重手乃得,是有沉无浮,一息三至,甚为易见。而曰隐隐、曰状且难,是涩脉矣。其谬可知。

〔体状诗〕 迟来一息至惟三,阳不胜阴气血寒。但把浮沉分表里,消阴须益火之原。

〔相类诗〕 脉来三至号为迟,小驶于迟作缓持。迟细而难知是涩,浮而迟大以虚推。

三至为迟。有力为缓,无力为涩。有止为结,迟甚为败,浮大而耎为虚。黎氏曰:迟小而实,缓大而慢;迟为阴盛阳衰,缓为卫盛营弱,宜别之。

〔主病诗〕 迟司脏病或多痰,沉痼癥瘕仔细看。有力而迟为冷痛,迟而无力定虚寒。

寸迟必是上焦寒,关主中寒痛不堪。尺是肾虚腰脚重,溲便不禁疝牵丸。

迟脉主脏,有力冷痛,无力虚寒。浮迟表寒,沉迟里寒。 57

数阳

数脉，一息六至《脉经》。脉流薄疾《素问》。

数为阴不胜阳，故脉来太过。

浮、沉、迟、数，脉之纲领，《素问》《脉经》，皆为正脉。《脉诀》立七表八里，而遗数脉，止歌于心脏，其妄甚矣。

〔体状诗〕 数脉息间常六至，阴微阳盛必狂烦。浮沉表里分虚实，惟有儿童作吉看。

〔相类诗〕 数比平人多一至，紧来如数似弹绳。数而时止名为促，数见关中动脉形。

数而弦急为紧，流利为滑，数而有止为促，数甚为疾，数见关中为动。

〔主病诗〕 数脉为阳热可知，只将君相火来医。实宜凉泻虚温补，肺病秋深却畏之。

寸数咽喉口舌疮，吐红咳嗽肺生疡。当关胃火并肝火，尺属滋阴降火汤。

数脉主腑，有力实火，无力虚火。浮数表热，沉数里热，气口数实肺痈，数虚肺痿。

滑阳中阴

滑脉，往来前却，流利展转，替替然如珠之应指《脉经》。漉漉如欲脱。

58

滑为阴气有余，故脉来流利如水。脉者，血之府也，血盛则脉滑,故肾脉宜之。气盛则脉涩,故肺脉宜之。

《脉诀》云:按之即伏,三关如珠,不进不退。是不分浮滑、沉滑、尺寸之滑也,今正之。

〔体状相类诗〕 滑脉如珠替替然,往来流利却还前。莫将滑数为同类,数脉惟看至数间。滑则如珠,数则六至。

〔主病诗〕 滑脉为阳元气衰,痰生百病食生灾。上为吐逆下蓄血,女脉调时定有胎。

寸滑膈痰生呕吐,吞酸舌强或咳嗽。当关宿食肝脾热,渴痢癫淋看尺部。

滑主痰饮。浮滑风痰,沉滑食痰,滑数痰火,滑短宿食。《脉诀》言,关滑胃寒,尺滑脐似冰,与《脉经》言关滑胃热,尺滑血蓄、妇人经病之旨相反。其谬如此。

涩阴

涩脉,细而迟,往来难,短且散,或一止复来《脉经》。参伍不调《素问》。如轻刀刮竹《脉诀》。如雨沾沙通真子。如病蚕食叶。

涩为阳气有余。气盛则血少,故脉来蹇滞,而肺宜之。

《脉诀》言,指下寻之似有,举之全无,与《脉经》所云,绝不相干。

〔体状诗〕 细迟短涩往来难,散止依稀应指间。 59

如雨沾沙容易散，病蚕食叶慢而艰。

〔相类诗〕 参伍不调名曰涩，轻刀刮竹短而难。微似秒芒微更甚，浮沉不别有无间。

细迟短散时一止曰涩。极细而更，重按若绝曰微。浮而柔细曰濡，沉而柔细曰弱。

〔主病诗〕 涩缘血少或伤精，反胃亡阳汗雨淋。寒湿入营为血痹，女人非孕即无经。

寸涩心虚痛对胸，胃虚胁胀察关中。尺为精血俱伤候，肠结溲淋或下红。

涩主血少精伤之病。女子有孕为胎病，无孕为败血。杜光庭云：涩脉独见尺中形，散同代，为死脉。

虚阴

虚脉，迟大而更，按之无力，隐指豁豁然空《脉经》。

崔紫虚云：形大力薄，其虚可知。

《脉诀》言：寻之不足，举之有余。止言浮脉，不见虚状。杨仁斋言：状似柳絮，散漫而迟。滑氏言：散大而更。皆是散脉，非虚也。

〔体状相类诗〕 举之迟大按之松，脉状无涯类谷空。莫把芤虚为一例，芤来浮大似慈葱。

虚脉浮大而迟，按之无力。芤脉浮大，按之中空。芤为脱血，虚为血虚。浮散二脉见浮脉。

〔主病诗〕 脉虚身热为伤暑,自汗怔忡惊悸多。发热阴虚须早治,养营益气莫蹉跎。

血不荣心寸口虚,关中腹胀食难舒。骨蒸痿痹伤精血,却在神门两部居。

经曰:血虚脉虚。曰:气来虚微为不及,病在内。日久病脉虚者死。

实阳

实脉,浮沉皆得,脉大而长微弦,应指愊愊然《脉经》。

愊愊,坚实貌。《脉诀》言,如绳应指来。乃紧脉,非实脉也。

〔体状诗〕 浮沉皆得大而长,应指无虚愊愊强。热蕴三焦成壮火,通肠发汗始安康。

〔相类诗〕 实脉浮沉有力强,紧如弹索转无常。须知牢脉帮筋骨,实大微弦更带长。

浮沉有力为实,弦急弹指为紧。沉而实大,微弦而长为牢。

〔主病诗〕 实脉为阳火郁成,发狂谵语吐频频。或为阳毒或伤食,大便不通或气疼。

寸实应知面热风,咽疼舌强气填胸。当关脾热中宫满,尺实腰肠痛不通。

61

经曰：血实脉实。曰：脉实者，水谷为病。曰：气来实强，是谓太过。

《脉诀》言，尺实小便不禁，与《脉经》尺实小腹痛、小便难之说何反，洁古不知其谬，诀为虚寒，药用姜附，愈误矣。

长阳

长脉，不大不小，迢迢自若朱氏。如揭长竿末梢，为平。如引绳、如循长竿，为病《素问》。

长有三部之长，一部之长，在时为春，在人为肝；心脉长，神强气壮；肾脉长，蒂固根深。经曰：长则气治，皆言平脉也。

〔体状相类诗〕 过于本位脉名长，弦则非然但满张。弦脉与长争较远，良工尺度自能量。实、牢、弦、紧，皆兼长脉。

〔主病诗〕 长脉迢迢大小匀，反常为病似牵绳。若非阳毒癫痫病，即是阳明热势深。长主有余之病。

短阴

短脉，不及本位《脉诀》。应指而回，不能满部《脉经》。

戴同父云：短脉只见尺寸。若关中见短，上不通寸，下不通尺，是阴阳绝脉，必死矣。故关不诊短。

黎居士云：长短未有定体，诸脉举按之时，过于本位者为长,不及本位者为短。

长脉属肝,宜于春。短脉属肺,宜于秋。但诊肝肺,长短自见。

〔体状相类诗〕 两头缩缩名为短,涩短迟迟细且难。短涩而浮秋喜见,三春为贼有邪干。涩、微、动、结,皆兼短脉。

〔主病诗〕 短脉惟于尺寸寻,短而滑数酒伤神。浮为血涩沉为痞,寸主头疼尺腹疼。经曰:短则气病。短主不及之病。

洪阳

洪脉,指下极大《脉经》。来盛去衰《素问》。来大去长通真子。

洪脉在卦为离,在时为夏,在人为心。《素问》谓之大,亦曰钩。滑氏曰:来盛去衰,如钩之曲,上而复下。应血脉来去之象,象万物敷布下垂之状。

詹炎举言:如环珠者。非。《脉诀》云:季夏宜之。秋季、冬季,发汗通肠,俱非洪脉所宜,盖谬也。

〔体状诗〕 脉来洪盛去还衰,满指滔滔应夏时。若在春秋冬月分,升阳散火莫狐疑。

〔相类诗〕 洪脉来时拍拍然,去衰来盛似波澜。欲知实脉参差处,举按弦长愊愊坚。洪而有力为实,实而无力为洪。

〔主病诗〕 脉洪阳盛血应虚,相火炎炎热病居。胀满胃翻须早治,阴虚泄痢可愁如。

寸洪心火上焦炎,肺脉洪时金不堪。肝火胃虚关内察,肾虚阴火尺中看。

洪主阳盛阴虚之病。泄痢、失血、久嗽者忌之。经曰:形瘦脉大多气者死。曰:脉大则病进。

微阴

微脉,极细而耎,按之如欲绝,若有若无《脉经》。细而稍长戴氏。

《素问》谓之小。气血微则脉微。

〔体状相类诗〕 微脉轻微瀇瀇乎,按之欲绝有如无。微为阳弱细阴弱,细比于微略较粗。

轻诊即见,重按如欲绝者,微也。往来如线而常有者,细也。仲景曰:脉瀇瀇如羹上肥者,阳气微。萦萦如蚕丝细者,阴气衰。长病得之死,卒病得之生。

〔主病诗〕 气血微兮脉亦微,恶寒发热汗淋漓。男为劳极诸虚候,女作崩中带下医。

寸微气促或心惊,关脉微时胀满形。尺部见之精血弱,恶寒消瘅痛呻吟。

微主久虚血弱之病。阳微恶寒,阴微发热。《脉诀》云:

崩中日久为白带,漏下多时骨髓枯。

紧 _阳

紧脉,来往有力,左右弹人手《素问》。如转索无常_{仲景}。数如切绳《脉经》。如纫箅线_{丹溪}。

紧,乃热为寒束之脉,故急数如此,要有神气。《素问》谓之急。《脉诀》言寥寥入尺来,崔氏言如线,皆非紧状。或以浮紧为弦,沉紧为牢,亦近似耳。

〔体状诗〕 举如转索切如绳,脉象因之得紧名。总是寒邪来作寇,内为腹痛外身疼。

〔相类诗〕 见弦、实。

〔主病诗〕 紧为诸痛主于寒,喘咳风痫吐冷痰。浮紧表寒须发越,紧沉温散自然安。

寸紧人迎气口分,当关心腹痛沉沉。尺中有紧为阴冷,定是奔豚与疝疼。

诸紧为寒为痛。人迎紧盛伤于寒,气口紧盛伤于食,尺紧痛居其腹,沉乃疾在其腹。中恶浮紧,咳嗽沉紧,皆主死。

缓 _阴

缓脉,去来小驶于迟《脉经》。一息四至_{戴氏}。如丝在经,不卷其轴,应指和缓,往来甚匀_{张太素}。如初春杨柳舞风之象_{杨玄操}。如微风轻飐柳梢_{滑伯仁}。

缓脉在卦为坤,在时为四季,在人为脾。阳寸、阴尺,上下同等。浮大而耎,无有偏胜者,平脉也。若非其时,即为有病。缓而和匀,不浮不沉,不疾不徐,不微不弱者,即为胃气。故杜光庭云:欲知死期何以取,古贤推定五般土。阳土须知不遇阴,阴土遇阴当细数。详《玉函经》。

〔体状诗〕 缓脉阿阿四至通,柳梢袅袅飐轻风。欲从脉里求神气,只在从容和缓中。

〔相类诗〕 见迟脉。

〔主病诗〕 缓脉营衰卫有余,或风或湿或脾虚。上为项强下痿痹,分别浮沉大小区。

寸缓风邪项背拘,关为风眩胃家虚。神门濡泄或风秘,或是蹒跚足力迂。

浮缓为风,沉缓为湿,缓大风虚,缓细湿痹。缓涩脾虚,缓弱气虚。《脉诀》言:缓主脾热口臭,反胃齿痛,梦鬼之病。出自杜撰,与缓无关。

芤 阳中阴

芤脉,浮大而耎,按之中央空,两边实《脉经》。中空外实,状如慈葱。

芤,慈葱也。《素问》无芤名。刘三点云:芤脉何似绝类慈葱,指下成窟有边无中。戴同父云:营行脉中,脉以血为形,芤脉中空,脱血之象也。《脉经》云:三部脉芤,长病得之生,卒病得之死。《脉诀》言:两头有,中间无,是脉断截矣。又言:主淋沥,气入小肠。与失血之候相反,误世不小。

〔体状诗〕 芤形浮大耎如葱,按之旁有中央空。火犯阳经血上溢,热侵阴络下流红。

〔相类诗〕 中空旁实乃为芤,浮大而迟虚脉呼。芤更带弦名曰革,血亡芤革血虚虚。

〔主病诗〕 寸芤积血在于胸,关里逢芤肠胃痈。尺部见之多下血,赤淋红痢漏崩中。

弦阳中阴

弦脉,端直以长《素问》。如张弓弦《脉经》。按之不移,绰绰如按琴瑟弦《巢氏》。状若筝弦《脉诀》。从中直过,挺然指下《刊误》。

弦脉在卦为震,在时为春,在人为肝。轻虚以滑者平,实滑如循长竿者病。劲急如新张弓弦者死。池氏曰:弦紧而数劲为太过,弦紧而细为不及。戴同父曰:弦而耎,其病轻。弦而硬,其病重。《脉诀》言:时时带数。又言:脉紧状绳牵。皆非弦象,今削之。

〔体状诗〕 弦脉迢迢端直长,肝经木王土应伤。怒气满胸常欲叫,翳蒙瞳子泪淋浪。

〔相类诗〕 弦来端直似丝弦,紧则如绳左右弹。紧言其力弦言象,牢脉弦长沉伏间。又见长脉。

67

〔主病诗〕 弦应东方肝胆经,饮痰寒热疟缠身。浮沉迟数须分别,大小单双有重轻。

寸弦头痛膈多痰,寒热癥瘕察左关。关右胃寒心腹痛,尺中阴疝脚拘挛。

弦为木盛之病,浮弦支饮外溢。沉弦悬饮内痛,疟脉自弦。弦数多热,弦迟多寒,弦大主虚,弦细拘急。阳弦头痛,阴弦腹痛。单弦饮癖,双弦寒痼。若不食者,木来克土,必难治。

革阴

革脉,弦而芤仲景。如按鼓皮丹溪。

仲景曰:弦则为寒,芤则为虚,虚寒相搏,此名曰革。男子亡血失精,妇人半产漏下。《脉经》曰:三部脉革,长病得之死,卒病得之生。

时珍曰:此即芤弦二脉相合,故均主失血之候。诸家脉书,皆以为牢脉,故或有革无牢,有牢无革,混淆不辨。不知革浮牢沉,革虚牢实,形证皆异也。又按《甲乙经》曰:浑浑革革,至如涌泉,病进而危,弊弊绰绰,其去如弦绝者死。谓脉来浑浊革变,急如涌泉,出而不反也。王贶以为溢脉,与此不同。

〔体状主病诗〕 革脉形如按鼓皮,芤弦相合脉寒虚。女人半产并崩漏,男子营虚或梦遗。

〔相类诗〕 见芤、牢。

牢 阴中阳

牢脉，似沉似伏，实大而长，微弦《脉经》。

扁鹊曰：牢而长者，肝也。仲景曰：寒则牢坚。有牢固之象。沈氏曰：似沉似伏，牢之位也。实大弦长，牢之体也。《脉诀》不言形状，但云寻之则无，按之则有。云：脉入皮肤辨息难。又：以牢为死脉。皆孟浪谬误。

〔体状相类诗〕 弦长实大脉牢坚，牢位常居沉伏间。革脉芤弦自浮起，革虚牢实要详看。

〔主病诗〕 寒则牢坚里有余，腹心寒痛木乘脾。疝㿗癥瘕何愁也，失血阴虚却忌之。

牢主寒实之病，木实则为痛。扁鹊云：软为虚，牢为实。失血者，脉宜沉细，反浮大而牢者死，虚病见实脉也。《脉诀》言：骨间疼痛，气居于表。池氏以为肾传于脾。皆谬妄不经。

濡 阴。即软字

濡脉，极软而浮细，如帛在水中，轻手相得，按之无有《脉经》。如水上浮沤。

帛浮水中，重手按之，随手而没之象。《脉诀》言：按之似有举还无。是微脉，非濡也。

〔体状诗〕 濡形浮细按须轻，水面浮绵力不禁。病后产中犹有药，平人若见是无根。

〔相类诗〕 浮而柔细知为濡，沉细而柔作弱持。　69

微则浮微如欲绝,细来沉细近于微。

浮细如绵曰濡,沉细如绵曰弱。浮而极细如绝曰微,沉而极细不断曰细。

〔主病诗〕 濡为亡血阴虚病,髓海丹田暗已亏。汗雨夜来蒸入骨,血山崩倒湿侵脾。

寸濡阳微自汗多,关中其奈气虚何。尺伤精血虚寒甚,温补真阴可起疴。

濡主血虚之病,又为伤湿。

弱 阴

弱脉,极耎而沉细,按之乃得,举手无有《脉经》。

弱乃濡之沉者。《脉诀》言,轻手乃得。黎氏譬如浮沤。皆是濡脉,非弱也。《素问》曰:脉弱以滑,是有胃气。脉弱以涩,是谓久病。病后老弱见之顺,平人少年见之逆。

〔体状诗〕 弱来无力按之柔,柔细而沉不见浮。阳陷入阴精血弱,白头犹可少年愁。

〔相类诗〕 见濡脉。

〔主病诗〕 弱脉阴虚阳气衰,恶寒发热骨筋痿。多惊多汗精神减,益气调营急早医。

寸弱阳虚病可知,关为胃弱与脾衰。欲求阳陷阴虚病,须把神门两部推。

弱主气虚之病。仲景曰:阳陷入阴,故恶寒发热。又云：弱主筋，沉主骨，阳浮阴弱，血虚筋急。柳氏曰：气虚则脉弱，寸弱阳虚，尺弱阴虚，关弱胃虚。

散阴

散脉，大而散，有表无里《脉经》。涣漫不收崔氏。无统纪，无拘束，至数不齐。或来多去少，或去多来少。涣散不收，如杨花散漫之象柳氏。

戴同父曰：心脉浮大而散，肺脉短涩而散，平脉也。心脉㼌散，怔忡；肺脉㼌散，汗出；肝脉㼌散，溢饮；脾脉㼌散，胕肿；病脉也。肾脉㼌散，诸病脉代散，死脉也。《难经》曰：散脉独见则危。柳氏曰：散为气血俱虚，根本脱离之脉。产妇得之生，孕妇得之堕。

〔**体状诗**〕 散似杨花散漫飞，去来无定至难齐。产为生兆胎为堕，久病逢之不必医。

〔**相类诗**〕 散脉无拘散漫然，濡来浮细水中绵。浮而迟大为虚脉，芤脉中空有两边。

〔**主病诗**〕 左寸怔忡右寸汗，溢饮左关应㼌散。右关㼌散胕肿胕肿，散居两尺魂应断。

细阴

细脉，小于微而常有，细直而㼌，若丝线之应指《脉经》。

71

《素问》谓之小。王启玄言：如莠蓬，状其柔细也。《脉诀》言：往来极微。是微反大于细矣，与经相背。

〔体状诗〕 细来累累细如丝，应指沉沉无绝期。春夏少年俱不利，秋冬老弱却相宜。

〔相类诗〕 见微、濡。

〔主病诗〕 细脉萦萦血气衰，诸虚劳损七情乖。若非湿气侵腰肾，即是伤精汗泄来。

寸细应知呕吐频，入关腹胀胃虚形。尺逢定是丹田冷，泄痢遗精号脱阴。

《脉经》曰：细为血少气衰。有此证则顺，否则逆。故吐衄得沉细者生。忧劳过度者，脉亦细。

伏阴

伏脉，重按著骨，指下裁动《脉经》。脉行筋下《刊误》。

《脉诀》言：寻之似有，定息全无。殊为舛谬。

〔体状诗〕 伏脉推筋著骨寻，指间裁动隐然深。伤寒欲汗阳将解，厥逆脐疼证属阴。

〔相类诗〕 见沉脉。

〔主病诗〕 伏为霍乱吐频频，腹痛多缘宿食停。蓄饮老痰成积聚，散寒温里莫因循。

食郁胸中双寸伏，欲吐不吐常兀兀。当关腹痛困沉沉,关后疝疼还破腹。

　　伤寒,一手脉伏曰单伏,两手脉伏曰双伏。不可以阳证见阴为诊。乃火邪内郁,不得发越,阳极似阴,故脉伏,必有大汗而解。正如久旱将雨,六合阴晦,雨后庶物皆苏之义。又有夹阴伤寒,先有伏阴在内,外复感寒,阴盛阳衰,四脉厥逆,六脉沉伏。须投姜附及灸关元,脉乃复出也。若太溪、冲阳皆无脉者,必死。《脉诀》言徐徐发汗。洁古以麻黄附子细辛汤主之。皆非也。刘元宾曰:伏脉不可发汗。

动阳

　　动乃数脉见于关,上下无头尾,如豆大,厥厥动摇。

　　仲景曰:阴阳相搏名曰动,阳动则汗出,阴动则发热,形冷恶寒,此三焦伤也。成无己曰:阴阳相搏,则虚者动。故阳虚则阳动,阴虚则阴动。庞安常曰:关前三分为阳,后三分为阴,关位半阴半阳,故动随虚见。《脉诀》言:寻之似有,举之还无,不离其处,不往不来,三关沉沉。含糊谬妄,殊非动脉。詹氏言其形鼓动如钩、如毛者,尤谬。

　　〔体状诗〕　动脉摇摇数在关,无头无尾豆形团。其原本是阴阳搏,虚者摇兮胜者安。

　　〔主病诗〕　动脉专司痛与惊,汗因阳动热因阴。或为泄痢拘挛病,男子亡精女子崩。

仲景曰：动则为痛为惊。《素问》曰：阴虚阳搏，谓之崩。又曰：妇人手少阴脉动甚者，妊子也。

促 阳

促脉，来去数，时一止复来《脉经》。如蹶之趣，徐疾不常黎氏。

《脉经》但言数而止为促，《脉诀》乃云：并居寸口，不言时止者，谬矣。数止为促，缓止为结，何独寸口哉！

〔体状诗〕 促脉数而时一止，此为阳极欲亡阴。三焦郁火炎炎盛，进必无生退可生。

〔相类诗〕 见代脉。

〔主病诗〕 促脉惟将火病医，其因有五细推之。时时喘咳皆痰积，或发狂斑与毒疽。

促主阳盛之病。促，结之因，皆有气、血、痰、饮、食五者之别。一有留滞，则脉必见止也。

结 阴

结脉，往来缓，时一止复来《脉经》。

《脉诀》言：或来或去，聚而却还。与结无关。仲景有累累如循长竿曰阴结，蔼蔼如车盖曰阳结。《脉经》又有如麻子动摇，旋引旋收，聚散不常者曰结，主死。此三脉，名同实异也。

〔体状诗〕　结脉缓而时一止,独阴偏盛欲亡阳。浮为气滞沉为积,汗下分明在主张。

〔相类诗〕　见代脉。

〔主病诗〕　结脉皆因气血凝,老痰结滞苦沉吟。内生积聚外痈肿,疝瘕假为殊病属阴。

结主阴盛之病。越人曰:结甚则积甚,结微则气微。浮结外有痛积,伏结内有积聚。

代阴

代脉,动而中止,不能自还,因而复动仲景。脉至还入尺,良久方来吴氏。

脉一息五至,肺、心、脾、肝、肾五脏之气,皆足五十动而一息,合大衍之数,谓之平脉。反此则止乃见焉。肾气不能至,则四十动一止;肝气不能至,则三十动一止。盖一脏之气衰,而他脏之气代至也。经曰:代则气衰。滑伯仁曰:若无病,羸瘦脉代者,危脉也。有病而气血乍损,气不能续者,只为病脉。伤寒心悸脉代者,复脉汤主之;妊娠脉代者,其胎百日。代之生死,不可不辨。

〔体状诗〕　动而中止不能还,复动因而作代看。病者得之犹可疗,平人却与寿相关。

〔相类诗〕　数而时止名为促,缓止须将结脉呼。止不能回方是代,结生代死自殊涂。

促、结之止无常数,或二动、三动,一止即来。代脉之止有常数,必依数而止,还入尺中,良久方来也。

〔主病诗〕 代脉元因脏气衰,腹疼泄痢下元亏。或为吐泻中宫病,女子怀胎三月兮。

《脉经》曰:代散者死,主泄及便脓血。

五十不止身无病,数内有止皆知定。四十一止一脏绝,四年之后多亡命。三十一止即三年,二十一止二年应。十动一止一年殂,更观气色兼形证。

两动一止三四日,三四动止应六七。五六一止七八朝,次第推之自无失。

戴同父曰:脉必满五十动。出自《难经》。而《脉诀·五脏歌》,皆以四十五动为准,乖于经旨。柳东阳曰:古以动数候脉,是吃紧语。须候五十动,乃知五脏缺失。今人指到腕臂,即云见了。夫五十动,岂弹指间事耶?故学者当诊脉、问证、听声、观色,斯备四诊而无失。

四言举要

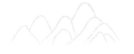

宋南康紫虚隐君崔嘉彦希范著
明蕲州月池子李言闻子郁删补

脉乃血派，气血之先，血之隧道，气息应焉。

其象法地，血之府也，心之合也，皮之部也。

资始于肾，资生于胃，阳中之阴，本乎营卫。

营者阴血，卫者阳气，营行脉中，卫行脉外。

脉不自行，随气而至，气动脉应，阴阳之谊。

气如橐龠，血如波澜，血脉气息，上下循环。

十二经中，皆有动脉，惟手太阴，寸口取决。

此经属肺，上系吭嗌，脉之大会，息之出入。

一呼一吸，四至为息，日夜一万，三千五百。

一呼一吸，脉行六寸，日夜八百，十丈为准。

初持脉时，令仰其掌，掌后高骨，是谓关上。

关前为阳，关后为阴，阳寸阴尺，先后推寻。

心肝居左，肺脾居右，肾与命门，居两尺部。

魂魄谷神，皆见寸口，左主司官，右主司府。

左大顺男，右大顺女，本命扶命，男左女右。

关前一分，人命之主，左为人迎，右为气口。

神门决断，两在关后，人无二脉，病死不愈。

77

男女脉同，惟尺则异，阳弱阴盛，反此病至。

脉有七诊，曰浮中沉，上下左右，消息求寻。

又有九候，举按轻重，三部浮沉，各候五动。

寸候胸上，关候膈下，尺候于脐，下至跟踝。

左脉候左，右脉候右，病随所在，不病者否。

浮为心肺，沉为肾肝，脾胃中州，浮沉之间。

心脉之浮，浮大而散，肺脉之浮，浮涩而短。

肝脉之沉，沉而弦长，肾脉之沉，沉实而濡。

脾胃属土，脉宜和缓，命为相火，左寸同断。

春弦夏洪，秋毛冬石，四季和缓，是谓平脉。

太过实强，病生于外，不及虚微，病生于内。

春得秋脉，死在金日，五脏准此，推之不失。

四时百病，胃气为本，脉贵有神，不可不审。

调停自气，呼吸定息，四至五至，平和之则。

三至为迟，迟则为冷，六至为数，数即热证。

转迟转冷，转数转热，迟数既明，浮沉当别。

浮沉迟数，辨内外因，外因于天，内因于人。

天有阴阳，风雨晦冥，人喜怒忧，思悲恐惊。

外因之浮，则为表证，沉里迟阴，数则阳盛。

内因之浮，虚风所为，沉气迟冷，数热何疑？

浮数表热，沉数里热，浮迟表虚，沉迟冷结。

表里阴阳，风气冷热，辨内外因，脉证参别。

脉理浩繁，总括于四，既得提纲，引申触类。

浮脉法天，轻手可得，泛泛在上，如水漂木。

有力洪大，来盛去悠，无力虚大，迟而且柔。

虚甚则散，涣漫不收，有边无中，其名曰芤。

浮小为濡，绵浮水面，濡甚则微，不任寻按。

沉脉法地，近于筋骨，深深在下，沉极为伏。

有力为牢，实大弦长，牢甚则实，愊愊而强。

无力为弱，柔小如绵，弱甚则细，如蛛丝然。

迟脉属阴，一息三至，小驶于迟，缓不及四。

二损一败，病不可治，两息夺精，脉已无气。

浮大虚散，或见芤革，浮小濡微，沉小细弱。

迟细为涩，往来极难，易散一止，止而复还。

结则来缓，止而复来，代则来缓，止不能回。

数脉属阳，六至一息，七疾八极，九至为脱。

浮大者洪，沉大牢实，往来流利，是谓之滑。

有力为紧，弹如转索，数见寸口，有止为促。

数见关中，动脉可候，厥厥动摇，状如小豆。

长则气治，过于本位，长而端直，弦脉应指。

短则气病，不能满部，不见于关，惟尺寸候。

一脉一形，各有主病，数脉相兼，则见诸证。

浮脉主表，里必不足，有力风热，无力血弱。

浮迟风虚，浮数风热，浮紧风寒，浮缓风湿。

浮虚伤暑,浮芤失血,浮洪虚火,浮微劳极,

浮濡阴虚,浮散虚剧,浮弦痰饮,浮滑痰热。

沉脉主里,主寒主积,有力痰食,无力气郁。

沉迟虚寒,沉数热伏,沉紧冷痛,沉缓水蓄,

沉牢痼冷,沉实热极,沉弱阴虚,沉细痹湿,

沉弦饮痛,沉滑宿食,沉伏吐利,阴毒聚积。

迟脉主脏,阳气伏潜,有力为痛,无力虚寒。

数脉主腑,主吐主狂,有力为热,无力为疮。

滑脉主痰,或伤于食,下为蓄血,上为吐逆。

涩脉少血,或中寒湿,反胃结肠,自汗厥逆。

弦脉主饮,病属胆肝,弦数多热,弦迟多寒。

浮弦支饮,沉弦悬痛,阳弦头痛,阴弦腹痛。

紧脉主寒,又主诸痛,浮紧表寒,沉紧里痛。

长脉气平,短脉气病,细则气少,大则病进。

浮长风痫,沉短宿食,血虚脉虚,气实脉实。

洪脉为热,其阴则虚,细脉为湿,其血则虚。

缓大者风,缓细者湿,缓涩血少,缓滑内热。

濡小阴虚,弱小阳竭,阳竭恶寒,阴虚发热。

阳微恶寒,阴微发热,男微虚损,女微泻血。

阳动汗出,阴动发热,为痛与惊,崩中失血。

虚寒相搏,其名为革,男子失精,女子失血。

阳盛则促,肺痈阳毒,阴盛则结,疝瘕积郁。

代则气衰，或泄脓血，伤寒心悸，女胎三月。

脉之主病，有宜不宜，阴阳顺逆，凶吉可推。

中风浮缓，急实则忌，浮滑中痰，沉迟中气。

尸厥沉滑，卒不知人，入脏身冷，入腑身温。

风伤于卫，浮缓有汗，寒伤于营，浮紧无汗。

暑伤于气，脉虚身热，湿伤于血，脉缓细涩。

伤寒热病，脉喜浮洪，沉微涩小，证反必凶。

汗后脉静，身凉则安，汗后脉躁，热甚必难。

阳病见阴，病必危殆，阴病见阳，虽困无害。

上不至关，阴气已绝，下不至关，阳气已竭。

代脉止歇，脏绝倾危，散脉无根，形损难医。

饮食内伤，气口急滑，劳倦内伤，脾脉大弱。

欲知是气，下手脉沉，沉极则伏，涩弱久深。

六郁多沉，滑痰紧食，气涩血芤，数火细湿。

滑主多痰，弦主留饮，热则滑数，寒则弦紧。

浮滑兼风，沉滑兼气，食伤短疾，湿留濡细。

疟脉自弦，弦数者热，弦迟者寒，代散者折。

泄泻下痢，沉小滑弱，实大浮洪，发热则恶。

呕吐反胃，浮滑者昌，弦数紧涩，结肠者亡。

霍乱之候，脉代勿讶，厥逆迟微，是则可怕。

咳嗽多浮，聚肺关胃，沉紧小危，浮濡易治。

喘急息肩，浮滑者顺，沉涩肢寒，散脉逆证。

病热有火,洪数可医,沉微无火,无根者危。

骨蒸发热,脉数而虚,热而涩小,必殒其躯。

劳极诸虚,浮耎微弱,土败双弦,火炎急数。

诸病失血,脉必见芤,缓小可喜,数大可忧。

瘀血内蓄,却宜牢大,沉小涩微,反成其害。

遗精白浊,微涩而弱,火盛阴虚,芤濡洪数。

三消之脉,浮大者生,细小微涩,形脱可惊。

小便淋闷,鼻头色黄,涩小无血,数大何妨。

大便燥结,须分气血,阳数而实,阴迟而涩。

癫乃重阴,狂乃重阳,浮洪吉兆,沉急凶殃。

痫脉宜虚,实急者恶,浮阳沉阴,滑痰数热。

喉痹之脉,数热迟寒,缠喉走马,微伏则难。

诸风眩运,有火有痰,左涩死血,右大虚看。

头痛多弦,浮风紧寒,热洪湿细,缓滑厥痰。

气虚弦耎,血虚微涩,肾厥弦坚,真痛短涩。

心腹之痛,其类有九,细迟从吉,浮大延久。

疝气弦急,积聚在里,牢急者生,弱急者死。

腰痛之脉,多沉而弦,兼浮者风,兼紧者寒。

弦滑痰饮,濡细肾著,大乃肾虚,沉实闪肭。

脚气有四,迟寒数热,浮滑者风,濡细者湿。

痿病肺虚,脉多微缓,或涩或紧,或细或濡。

风寒湿气,合而为痹,浮涩而紧,三脉乃备。

五疸实热,脉必洪数,涩微属虚,切忌发渴。

脉得诸沉,责其有水,浮气与风,沉石或里。

沉数为阳,沉迟为阴,浮大出厄,虚小可惊。

胀满脉弦,土制于木,湿热数洪,阴寒迟弱。

浮为虚满,紧则中实,浮大可治,虚小危极。

五脏为积,六腑为聚,实强者生,沉细者死。

中恶腹胀,紧细者生,脉若浮大,邪气已深。

痈疽浮散,恶寒发热,若有痛处,痈疽所发。

脉数发热,而痛者阳,不数不热,不疼阴疮。

未溃痈疽,不怕洪大,已溃痈疽,洪大可怕。

肺痈已成,寸数而实,肺痿之形,数而无力。

肺痈色白,脉宜短涩,不宜浮大,唾糊呕血。

肠痈实热,滑数可知,数而不热,关脉芤虚。

微涩而紧,未脓当下,紧数脓成,切不可下。

妇人之脉,以血为本,血旺易胎,气旺难孕。

少阴动甚,谓之有子,尺脉滑利,妊娠可喜。

滑疾不散,胎必三月,但疾不散,五月可别。

左疾为男,右疾为女,女腹如箕,男腹如釜。

欲产之脉,其至离经,水下乃产,未下勿惊。

新产之脉,缓滑为吉,实大弦牢,有证则逆。

小儿之脉,七至为平,更察色证,与虎口纹。

奇经八脉,其诊又别,直上直下,浮则为督。

牢则为冲，紧则任脉，寸左右弹，阳跷可决。

尺左右弹，阴跷可别，关左右弹，带脉当诀。

尺外斜上，至寸阴维，尺内斜上，至寸阳维。

督脉为病，脊强癫痫，任脉为病，七疝瘕坚。

冲脉为病，逆气里急，带主带下，脐痛精失。

阳维寒热，目眩僵仆，阴维心痛，胸胁刺筑。

阳跷为病，阳缓阴急，阴跷为病，阴缓阳急。

癫痫瘈疭，寒热恍惚，八脉脉证，各有所属。

平人无脉，移于外络，兄位弟乘，阳溪列缺。

病脉既明，吉凶当别，经脉之外，又有真脉。

肝绝之脉，循刀责责，心绝之脉，转豆躁疾。

脾则雀啄，如屋之漏，如水之流，如杯之覆。

肺绝如毛，无根萧索，麻子动摇，浮波之合。

肾脉将绝，至如省客，来如弹石，去如解索。

命脉将绝，虾游鱼翔，至如涌泉，绝在膀胱。

真脉既形，胃已无气，参察色证，断之以臆。